응급구조사는 이렇게 일한다

응급구조사는 이렇게 일한다

이태양 지음

병원으로 출근하는 사람들 ②

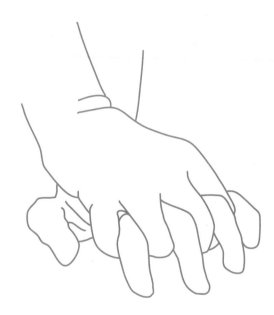

청년의사

미래의 응급구조사들에게

우리는 좋은 대학에 들어가기 위해 상당한 시간을 공부에 투자한다. 이후 사회로 나가서도 평생 약 8만 시간을 일하는 데 쓰게 된다. 최근 들어서는 기술이 비약적으로 발전함에 따라 회사에 직접 가지 않고도 일을 할 수 있는 디지털 노마드의 삶도 가능해졌다. 그러나 이 역시 일을 해야 한다는 전제로부터는 벗어날 수 없다. 먹고살려면 돈을 벌어야 하고 돈을 벌기 위해서는 일을 해야 하기 때문이다.

요즘 평생직장은 없다지만 대부분의 꿈은 '직업'과 연결되어 있고, 선택한 직업이 때로는 삶의 질을 만들기도 한다. 우리는 계획 없는 삶보다는 계획 있는 삶을 원하고, 꿈이 없기보다는 꿈을 갖고 실현하기를 원하며, 불안정한 삶보다는 안정적인 삶을 원한다. 그러나 많은 사람들이 계획은 세우지만 초심을 유지하지 못하는 경우가 많고, 꿈은 꾸지만 본인이 원하는 바를 구체적으로 모르기도 한다.

나 역시 어릴 적엔 '자동차 디자이너'라는 꿈이 있었고 나름대로의 계획을 세웠지만 생각과 현실은 많이 달랐다. 그러고는 안정적이라는 이유에서 전문직으로 눈을 돌리다가 고른 직업이 지금까지 이어졌다. 바로 응급구조사다. 최근 사회적 사건, 사고, 재난들이 이슈화되면서 소방의 구급대원들과 병원의 의료진들에 의해 많이 언급되면서 더욱 알려지게 되었다. 대다수의 직업이 그렇겠으나 응급구조사 역시 굉장히 다양한 영역에서 활동하고 있다.

처음 집필 제안이 왔을 때에는 내심 많이 기뻤지만 올해에만 이미 전자책 포함 4권의 책 작업을 진행한 터라 지쳐 있었다. '과연 내가 적임자일까?' 하는 질문에 스스로 답을 내놓기까지 고민도 많이 했었다.

1. 나보다 일에 대한 자부심이 더 크고, 능력 있는 응급구조사도 많을 텐데 과연 내가 대표성을 가질 수 있을까?
2. 내가 걷고 있는 이 길을 다른 사람에게 추천할 수 있을까?

며칠 뒤 집필 여부를 앞두고 미팅을 갖기 전에 고민에 대한 답을 내렸다. 첫 번째 질문에 대한 답은 만약 응급구조과 교수나 한 분야에서 성공한 응급구조사가 '대표성'을 갖고 이야기한다면 이 직업의 명과 암 측면에서 볼 때, 확률적으로 '명'만 나타낼 확률이 높겠다는 판단이 들었다. 커뮤니티를 통해 직간접적으로 각 분야에서 일하는 응급구조사에 대해 객관적으로 알고 있는 내가 오히려 더 중립적인 정보를 제공할 수 있겠다고 생각되었다.

두 번째 질문에 대한 솔직한 답은 '추천하고 싶지 않다'이다. 이 말을 당당하게 하려면 내가 저자가 되어야겠다는 생각이 들었다. 응급구조사는 여러 가지 측면에서 만만치 않은 직업이다. 생각 없이 선택하지 않았으면 하는 바람이 있었다.

의학적 지식과 술기를 익혀야 함은 물론이고 심하게 다친 환자들도 봐야 한다. 때로는 나 자신이 위험에 처할 수도 있다. 외상성 스트레스 장애와 우울증으로 견디지 못하고 자신의 생명을 버리는 경우도 해마다 발생한다. 모르는 사람과 스스럼없이 대화도 해야 하고, 가끔씩은 교육을 주도하며 강의도 할 줄 알아야 한다.

언젠가 응급구조과의 수시 면접관으로 참여했었는데 예상보다 지원자가 많아 놀랐던 기억이 있다. 학생들을 가르치는 입장이기도 한지라 더 큰 책임감도 느껴졌다. 학생들은 입시철이 되면 훗날 되고자 하는 꿈과 연관된 학과로의 진학을 가장 먼저 생각하게 된다. 성적, 위치, 취업률 등을 고려하여 원하는 대학의 홈페이지를 접속해보게 되는데 대부분 형식적이고 좋은 글만 적혀 있다. 그것만 보고는 대학을 선택하기도 어려울 뿐더러 입학을 해서도 취업을 위해 무엇을 해야 할지 구체적인 방안을 찾지 못한다. 이 책의 주요 독자를 입시생으로 두고 여러 선배들의 조언이나 경험담 그리고 어디에서도 볼 수 없는 생생한 실무 이야기를 담은 것도 이러한 이유다.

때로는 실패를 많이 해본 사람이 좋은 스승이 된다는 말이 있다. 이 업계에서 실패도 해보고, 어느 정도 성과도 내본 사람이 저자가 되어 응급구조사라는 직업을 이야기하는 게 더 풍부하고 다양한 경험을 들려줄 수 있겠다는 생각이 들었다. 내가 과거에 했던 고민을 지금 이 시간에 하고 있을 독자들에게 실패를 줄일 수 있는 현실적인 조언과 경험을 최대한 사실적으로 보여주려 한다.

응급구조사
이태양

책에 담고 있는 주요 정보

✓ 일 잘하는 신입사원 되기

✓ 입시&취업 면접 꿀팁

✓ 초보 강사를 위한 강의 기법

✓ 조금은 다른 대기업의 일상

✓ 새로운 도전을 위해 준비해야 할 것들

✓ 직업과의 적합성 진단해보기

✓ 대학을 잘 고르는 방법

✓ 응급구조과 vs 간호과

✓ 군대를 가기 좋은 타이밍

✓ 인간관계가 어려울 때 해결하는 방법

✓ 각 분야에서 전문가 되는 방법

✓ 몸값을 올려주는 노하우!

✓ 긍정지수를 높이는 방법

✓ 국가고시 합격수기

✓ EMT의 비전과 개선해야 할 점

책을 읽었을 때 도움될 만한 독자

✓ EMT를 꿈꾸고 있는 고등학생 및 대학생

✓ 사회초년생

✓ 자기계발에 관심 있는 분

✓ 자신 없는 초보강사

✓ 소소한 깨달음과 일상의 지혜를 얻고자 하는 분

✓ 학생들의 진로를 상담해야 하는 선생님

EMT란?

Emergency Medical Technician의 약자로
'응급구조사' 직군을 지칭한다.

EMT = '응급구조사'

제1장

나는 누구,
여기는 어디?

제2장 뭣이 중한디?
시간 낭비를 줄이는 '실전 노하우'

제3장 나의 몸값을
높이는 방법

제4장 응급구조사,
어떤 분야에서 일하고 있을까?

나만 알고 싶은
비하인드 스토리

(제1장)

나는 누구,

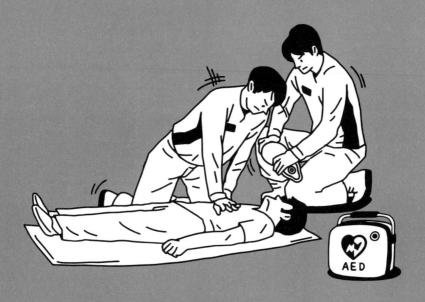

여기는
어디?

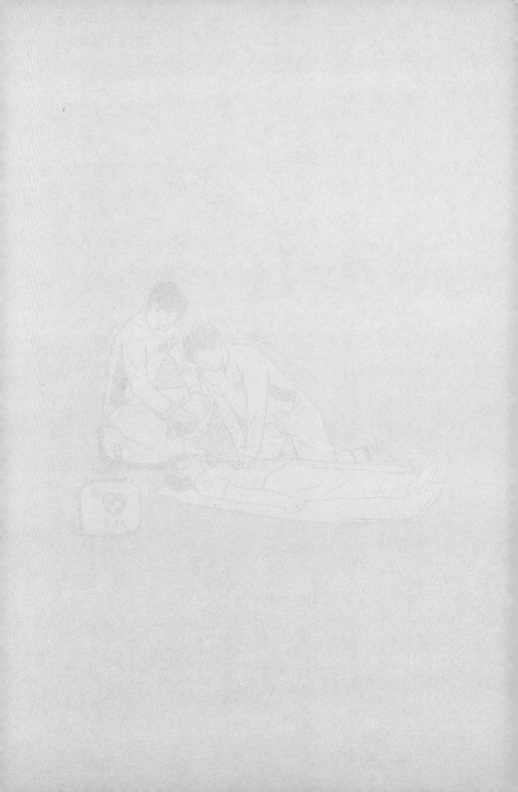

대기업 다니는
EMT

사회로의 첫걸음

13년 전 어느 무더운 여름날, 트렁크에 새로 산 가방과 옷, 이불 등 기숙사 생활에 필요한 물품들을 실은 채 파주로 향했다. 낯선 타지에서 첫 사회생활을 앞둔 20대 중반. 그때의 나는 여느 때보다 설레었고 동시에 긴장하고 있었다.

꼬박 네 시간가량 운전을 하고서야 면접 때 보았던 큼지막한 건물들이 다시 보이기 시작했다. 도로를 따라 들어가니 축구장 두 개와 병동처럼 줄지어진 기숙사 건물들이 눈에 들어왔다. 축구장 옆에는 족구장, 풋살장, 러닝트랙이 있었고 야구장과 롤러스케이트장도 있었다. 각각의 운동 시설 주변으로는 멋스럽게 가꿔진 조경이 있어 마치 하나의 큰 공원 안에 있는 듯한 느낌을 자아냈다. 기숙사 건물에 들어와서 가장 먼저 한 일은 사감실에 들러 배정받은 방의 열쇠를 받는 것이었다. 그리고는 조심스레 문을 열었는데 다들 외출 중인지 방은 텅 비어 있었다. 침대 세 개와 책상, 양쪽으로 욕실이 두 개 있는 3인실 방이었다. 남자들이 지내는 곳이라 지저분할 것이라는 예상과는 달리 깔끔했다. 캐리어에서 하나둘 짐을 꺼내 정리하니 금세 저녁이 되었다.

허기가 지려고 할 때쯤 방문이 열렸다. 30대 정도 되어 보이는 남자가 방으로 들어왔다. 축구선수 이영표처럼 똘망한 눈에 날씬하고 다부진 체격이 인상적이었다. 먼저 인사를 건네고 이런저런 이야기를 나누는 과정에서 그가 부서의 반장(감독자)이라는 사실을 알 수 있었다. 방을 함께 쓰는 다른 한 명은 결혼 준비 중이라 잘 들어오지 않으니 두 명이서 넓게 쓴다고 생각하면 된다는 말도 덧붙여주었다.

짐 정리를 얼추 끝내고 바깥으로 나가 주변을 둘러보았다. 기숙사 옆에는 복지동이, 이 층에는 매점이 있었다. 간단히 빵과 우유를 먹고 룸메이트 반장 형에게도 음료를 사다주었다. 그때는 감독자가 어떤 직위인지 몰랐기에 그냥 형이라 불렀었다. 회사 내에서 부서가 다르면 직급을 부르고 회사 밖에서 만나서 알고 지내게 되면 형, 동생이니까. 첫 출근을 앞두고 있자니 괜한 긴장이 몰려왔고, 복장도 고민되었다.

'아무래도 기업의 회사원이니까 깔끔한 스타일이 좋겠지?'

수십 번의 고민 끝에 흰색 반팔 셔츠에 넥타이는 점잖은 색으로 골랐다. 신입사원답게 서류가방도 하나 장만해서 갖고 왔다. 밤이 깊어져도 잠도 잘 오지 않았다. 짐을 다 정리할 동안 밖에 나갔다 온 룸메이트 형은 생각했던 것보다 과묵한 스타일이어서 더 이상 대화도 없었다.

첫 직장, 첫 출근

알람이 울려서 일어나 보니 아침이었다. 잠이 든 건지, 기절했는지 전날 밤은 기억조차 나지 않았다. 부랴부랴 샤워를 하고 미리 세팅해놓은 옷을 입고 출근했다. 기숙사에서 750m 정도 걸어가면 고객안내센터가 있고 거기서 170m 정도 더 가면 사무동이 나온다. 보통 신입사원으로 입사하면 며칠간 입사교육을 받게 된다. 그 다음에는 각 부서에서 담당 신입사원에 대한 OJT* 교육을 받고 3개월간의 수습기간을 거친다.** 나는 특별 채용된 EMT였기 때문에 수습기간은 있었으나 입사동기가 없었다. 그다음 차수에 들어오는 신입사원들과 같이 교육을 받아야 했고, 그들이 내 동기가 되는 것이다. 참고로 4년제 학위는 입사와 동시에 포기하게 된다. 나 역시 그러한 서류에 서명을 했다. 사실 많은 EMT들이 4년제 학위를 받기 위해 대학을 선택하고 전문학사 취득 이후에도 편입해서 4년제를 간다. 그러나 기업에서 일하는 데 4년제 학위

* On the Job Training. 직장 내 교육 훈련. 업무에 적응할 수 있도록 분야 별로 직무수행과 병행해서 진행되는 교육훈련.
** 경력사원이나 박사 학위의 경우 수습기간이 없는 경우도 있으나, EMT는 기업에서 학위를 인정받는 경우가 드물다.

는 필요하지 않다. 나는 전문학사가 있었던 덕분에 학위를 포기하고 채용될 수 있었다.

기업에서는 보통 학위에 따라 사무직과 기능직으로 직군을 나눈다. 기능직은 공장에서 일하는 Operator(OP)와 장비나 기계 등을 다루는 Technician(Tech)으로 분류된다. 응급구조사는 대개 후자에 배정받는다. 채용 형태에 따라서는 정규직과 계약직으로 분류할 수도 있다. 우리 회사의 경우에는 처음부터 정규직으로 채용하지만 정규직 전환이 아예 불가하거나 애초에 계약직으로만 채용하는 기업들도 많다. 최근부터는 우리 회사에서도 6개월 인턴직을 도입했다.

근로계약서를 작성하면 정보보안 서약서와 개인정보, 학위 관련 내용 등의 확인을 거친다. 나는 이미 특수직으로 부서가 정해져 있었으나 신입사원 교육을 받기 전까지 일주일가량의 시간이 있었던 탓에 미리 부서에서 생활해야 했다. 군대로 말하자면 훈련소 교육을 받지 않고 바로 자대(실무) 배치를 받는 셈이었다.

모든 환경이 낯설었고 나를 쳐다보는 시선도 각양각색이었다. 군인 시절에는 지나가는 사람들마다 이유 없이 욕을 했고 그래서인지 서 있는 것 자체만으로도 주눅이 들곤 했었는데 다행히 그런 공포감은 일절 없었다. 모두가 사복을 입고 있었고 파티션 주변에는 화초들도 보기 좋게 진열되어 있었다. 그 외의 여러 시설들도 군대와 비교할 수 없었다. 그러나 마음속으로는 낯선 곳에 홀로 떨어져서 생활하는 게 꼭 군 생활과 유사하다고 생각되었다. 나는 무의식적으로 내 신분을 이병으로 되돌려놓은 다음 이곳에서 살아남기 위한 매뉴얼을 머릿속으로 그려나가고 있었다.

'목소리는 크게, 인사는 최대한 정중히 잘하자!'
'다른 무엇보다 이름과 직급, 나이 등 신상에 대해 빠르게 외우자!'
'이병처럼 빠릿빠릿하게 행동하자!'
'작은 말실수도 책잡힐 수 있으니 신중하게 대답하자!'

사무실이 몰려 있는 건물 4층에는 중앙통제실이라 불리는 상황실이 있다. 인사부 대리가 나를 그곳으로 안내해주었고 해당 부서의 감독자와 대면했다. 그분의 직함도 '반장'이었다. 속으로 '룸메이트 형도 반장인데 굉장히 높은 사람이었구나!' 하고 생각했다.

반장님과 인사를 나누고 대화를 하는 동안 여러 선배들이 나를 보기위해 사무실에 들렀다. 교대근무 중이어서 그런지 사람들은 수시로 바뀌었다. 그들 중 어떤 이는 반갑게 맞이해주었으나 어떤 이는 내가 먼저 인사를 해도 아무런 반응도 보이지 않았다. 어딜 가나 모든 사람에게 호감을 얻을 수는 없는 법! 그래도 "적은 만들지 않아야 한다"던 아버지 말씀을 다시 한번 떠올리며 나를 모른척하는 선배와 마주칠 때도 큰 목소리로 인사했다.

하루는 한 선배가 EMT 맞선임이 일 층에서 일하고 있다며 나를 데려갔다. 건물 일 층 회의실 옆 복도에서 안전모를 쓴 두 사람이 작업 중이었다. 한 명은 사다리를 붙잡고 있었고 다른 한 명은 사다리 위에 올라가서 유도등을 교체하고 있었다. "네가 새로 온 구조사냐?" 하며 한 손으로 드라이버를 돌리는 선배가 바로 맞선임이었다. 구급차를 타고 환자를 보는 업무를 담당하고 있는 걸로 알고 있었는데 소방 업무를 하고 있다니… 대단하다 싶으면서도 앞으로 내가 할 수도 있는 일이었기에 유심히 보았다.

일을 마친 선배가 구급차가 주차된 곳에 가서 여러 가지를 알려주었다. 트럭을 개조해서 만든 구급차였는데 난생 처음 보는 게 설치되어 있었다. 보통 환자 처치실 보조석 자리에는 구출고정대(KED)를 싣는다. 그런데 보조의자 공간에는 물탱크가 있었고 운전석 끝에는 관창이 달려 있었다. 일반적인 소화전 관창이 아니라 워터미스트(water mist)라 해서 관창을 돌리면 물이 다양하게 분사될 수 있는 각도 조절이 가능한 것이었다. 신개념 하이브리드 구급차가 있었구나 싶었는데 반장님 아이디어라고 했다.

훗날 깨달은 것이지만 이는 실패작이었다. 승차감도 좋지 않은 트럭 개조 구급차에 물탱크까지 실리니 속도가 생명인 구급차에 물이 출렁이면서 반동도 생기고 브레이크의 제동 거리도 밀리면서 운전에 위험했기 때문이다. 화재 시 초기 대응이 중요하지만 소방차가 따로 있었기 때문에 구급차는 구급 용도로만 사용하는 것이 옳다는 게 증명되었다.

OJT 교육 그리고 회식

둘째 날부터는 OJT 교육으로 선배들을 따라다녔다. 부서 선배들의 이름과 직급을 볼 수 있는 조직도도 받았다. 해병대 시절, 실무배치를 받음과 동시에 했던 일이 중대원들 이름과 기수 외우기였다. 직감적으로도 다른 교육이나 업무보다 이것을 빠르게 외워야 함을 알았고 틈틈이 외웠다. 아니나 다를까 3일 차 되던 날, 전체 회식을 가게 되었다. 주거니 받거니 하면서 회식 분위기가 무르익을 때쯤 자리를 옮겨가며 선배들에게 인사를 하고 술을 따랐다. 평소에는 사람 이름과 얼굴 매치를 잘 못하는 편이었는데도 초인적인 능력을 발휘해서 이름과 나이는 물론이고 입사 순서(사원번호)까지 파악했다. 술을 따르는 것도 나름 중요한 스킬이기 때문에 나이 순서대로 술을 따르며 인사를 했다.

몇 잔쯤 마셨을까. 회식이 막바지로 접어들 때쯤 축하의 의미인 사발주가 눈앞에 놓이게 되었다. 그때 EMT 선배가 신입사원이 들어와서 기분이 좋다며 흑기사를 자청했다. 혹여나 내가 술에 취해서 실수하거나 힘들까봐 도와준 것이다.

회식은 1차 소주와 삼겹살, 2차는 호프집, 3차는 노래방 코스였다. 노래를 시키면 어쩌나 하는 걱정도 잠시, 선배들은 아이돌 노래에 댄스까지 소화해내느라 마이크를 상시 쥐고 있었기에 무언가를 나서서 해야 한다는 압박감은 없었다. 그렇게 늦은 밤이 되어서야 회식이 끝났고, 기숙사에 들어와 각자의 방으로 흩어졌다.

정장은 어울리지 않아

수습 기간 동안에는 출근해서 커피 한잔하고 책상에 앉아서 대기하고 있으면 그날의 미션이 주어진다. 기본적인 업무를 잘 수행해내기 위해 가장 중요한 것은 건물들의 위치와 층마다 갖추고 있는 시설을 꿰뚫는 레이아웃 파악이다. 환자가 발생한 위치를 엄청나게 넓은* 공장 내에서 찾아내야 하기 때문이다.

소방시설물 중 스프링클러 헤드가 터졌을 때 물을 잠그는 알람밸브의 위치도 알고 있어야 한다. 각종 감지기의 신호를 모으는 수신기의 위치, 전력을 공급하는 전기실 화재가 발생했을 때 이산화탄소(CO_2)가 방사되면서 불을 끌 수 있는 설비, 이산화탄소 용기가 가득 찬 실(room)의 위치도 알아야 한다. 그 외 각종 시설물의 특성과 위치도 마찬가지다. 환자가 발생했을 때 직접 찾아가는 것이 주된 업무인 만큼 공장 내부의 클린룸**의 복잡한 길도 꿰뚫고 있어야 한다.

환자를 발견했다면 그를 데리고 나오는 것도 응급구조사의 일이기에 환자를 데리고 나올 수 있는 길도 확보해야 한다. 각 건물마다 명칭도 다르고 이외에도 새로운 것들이 많아 지속적인 공부가 필요하다. 기본적인 것들을 인지한 이후부터는 중앙통제실에 들어가 있는 수많은 방재시스템에 대해서도 배우게 되었다. 알람밸브, 수신기, 소화전,

---

* 약 54만 평(축구장 240배 규모)으로 국내에서 단일 공장 최대 규모이며, 한 건물의 크기만 해도 축구장 10개 이상의 면적.

** CR(Clean Room): 반도체 소자나 직접회로를 제조하기 위하여 미세한 먼지까지 제거한 공간.

소화기, 엔진펌프 등 소방시설물 점검도 다닌다. 실무를 어느 정도 익히고 나면 그날 배운 내용을 교육일지에 수기로 작성하고 강사 역할을 맡은 선배의 서명을 받아야 한다. 그리고 다음날 아침, 반장님께 결재를 받아야 하는데 그때마다 물어보는 질문에 모두 답변할 수 있어야 한다. 면담을 좋아하는 반장님과 매일 두 시간 정도 이야기를 나누다 보면 별의별 이야기를 다 하게 되었는데 상대의 속 이야기를 아주 자연스러우면서도 편안하게 유도하는 반장님의 대화 스킬 때문이었는지도 모르겠다.

하루는 영어영문학과를 졸업했다는 이야기를 한 적이 있었는데, 얼마 되지 않아 부서의 모든 선배들이 이 사실을 알게 되었다. 어학 수업을 받고 온 선배들이 그날 배운 영어를 활용한 대화를 건넸고 최고 연장자였던 선배는 지멘스사의 소방 수신기 설명서를 가져와서는 해석을 시키기도 했다. 회식 때 건배사를 영어로 시킨 적도 있었다. 물어본 선배나 대답하는 나나 뛰어난 영어 실력자들이 아니라서 유야무야 잘 넘어갔다.

일을 배우면서 현장을 같이 둘러보고 나니 그동안 입고 있었던 셔츠와 넥타이는 내 일과는 전혀 맞지 않는다는 것을 알게 되었다. 다들 현장에서 열심히 일하는데 나만 사무직 직원처럼 입고 있었던 것이다. 당시 선배들은 정장을 쫙 빼입고 있는 나를 보며 얼마나 웃었겠는가. 생각만 해도 아찔하고 부끄럽다. 그래도 선배들은 그런 나를 귀엽게 봐주었던 것 같다.

어느덧 신입사원들이 단체로 입사했고, 나 역시 교육을 받았다. 200명 가까운 인원이 반을 나눠 교육을 받았는데 조별학습처럼 자유로운 분위기 속에 시간 가는 줄 모른 채 교육이 끝났다. 나는 이미 부서가 정해져 있었기 때문에 긴장하지는 않았으나, 본인이 배정될 부서를 알리 없는 동기들은 교육 마지막 날이 되니 하나같이 근심 가득한 얼굴이었다. 힘든 부서로 배정되지 않기를 바라는 마음이었을 것이다.

본격적인 실무 생활의 시작

첫 월급날이 되었다. 입사한 지 며칠 안 된 시점이었기 때문에 수령한 금액은 27만 5천 원에 불과했다. 반 회비까지 내고 나니 정말 얼마 남지 않았는데, 갑자기 한 선배가 축구화랑 유니폼을 구매하라고 했다. 아르헨티나 국기 색깔인 하늘색 유니폼이었는데 사이즈를 이야기하고 돈을 입금했다. 사내에서는 종종 축구 시합을 했고 자연히 축구에 진심인 직원들이 많았다. 만약 신입이 들어왔는데 축구를 잘한다? 이것만큼 선임들의 사랑을 한 몸에 받을 수 있는 지름길도 없다.

퇴근 후 축구화를 사기 위해 아웃렛에 들렀다. 신용카드 한 장 없던 때라 남은 현금을 탈탈 털어서 신기만 해도 호날두가 될 것 같은 축구화 한 켤레를 품에 안고 나왔다. 참고로 나는 축구를 무척 좋아한다. 면접장에서 축구를 잘하냐는 질문을 받았을 때도 좋아한다고 답했다. 당시 면접관도 나의 허벅지와 종아리를 슬쩍 보고는 그 말을 믿는 눈치였다. 일단 붙고 봐야 했기 때문에 답변은 그럴싸하게 했다. 다만, 거짓말은 안 했다. 좋아한다고 했지 잘 한다고는 안 했으니. 마음은 언제나 호날두인데 현실은 발이 세모라 공을 차도 정반대로 나가는 걸 어쩌겠는가. 심지어 어렸을 때 소아천식을 앓았던 탓에 조금만 달려도 숨이 차올라 운동을 싫어했고, 다리는 튼튼했으나 달리기는 느렸다. 군대에서도 축구 못한다고 허구한 날 욕먹고 골키퍼만 했던 몸이다. 그런 내가 축구화를 내 돈 주고 사다니!

며칠 뒤, 축구화와 유니폼을 맞춰야 했던 사건의 전말을 알게 되었다. 우리 부서는 매주 국가대표 선수 출신 코치에게 축구 트레이닝을 받아오고 있었다. 이십대 중반을 넘어선 나이에 축구 훈련을 전문적으로 받아보다니, 크 역시 대기업은 다르구나! 열심히 배워보겠다는 의지가 불타올랐다. 그만큼 축구를 잘하고 싶었다. 하지만 이상은 현실과 달랐다. 하루는 축구를 하다 말고 '내가 축구게임을 좋아하는 이유가 현실에서는 못하니 가상세계에서라도 잘하고 싶었구나!' 하는 생각마저 들었다. 이후에도 코칭은 꾸준히 받았지만 실력은 제자리였다. 선배들도 소수를 제외하고는 어디 가서 트레이닝 받았다는 소리는 꺼내지도 못할 수준의 실력이었다. 그래도 중요한 것은 마음이다. 마음이 가는 곳에 몸도 가는 법이니까.

마음을 얻는다는 것

한 달이라는 시간이 흘렀다. 많은 것이 제자리에서 변해가고 있었지만 여전히 내 인사를 받지 않는 선배가 있었다. 나는 주로 중앙통제실이라 불리는 상황실에 앉아서 근무를 했고 전화 민원처리, 소방 시스템의 알람에 대한 대응, 환자 발생 시 출동 및 응급처치를 반복했다. 어딜 가나 악질 선임이 있겠지만 이 선배는 나를 감시하는 사람마냥 모든 행동을 예의주시했고 지나가면서 정수리를 꿀밤처럼 치거나 식사를 할 때도 특정 반찬을 못 푸게 하는 등 유치한 행동을 보였다.

물론 특별한 이유 없이 싫을 수도 있다. 그러나 언제까지 불편한 채로 지낼 수는 없었기에 술자리를 기회 삼아 단도직입적으로 물어보기로 했다. 내가 잘못한 게 있거나 실수한 게 있다면 고칠 수 있도록 말해달라고 말이다. 처음에는 그런 거 없다며 시치미를 떼었지만 틈이 생길 때마다 집요하고 정중하게 물어보니 그제야 속마음을 꺼내놓았다.

선배는 응급구조사가 싫다고 했다. 직군 자체가 싫은 것은 아니지만 정들고 친하게 지냈는데 2년이나 3년이 지나면 갑자기 아무 말 없이 이직해버리고 회사를 나가는 게 속상하다고 했다. 그래서 일부러 '정'을 주지 않기 위해 싫은 티를 냈고 내가 오기 전 나갔던 사람에 대한 섭섭함을 나에게 풀었던 것이다.

이런 일은 병원에서 근무하는 EMT에겐 더 심하다. 소방 구급대원이 되기 위해서 2년간 병원에서 경력을 쌓은 뒤 퇴사하는 일이 빈번하기 때문이다. 본인의 꿈을 찾아가는 동료에게는 아낌없는 응원을 보내지만 동시에 남아 있는 이들은 다른 직군에서 일하는 직원들의 곱지 않은 시선을 온몸으로 느껴야 한다. 소방이 아닌 오직 병원에서만 오래 일하고 싶어 하는 EMT들에겐 안타까운 일이다. 가뜩이나 의사와 간호사들 틈에서 살아남기 위해 눈치 보고, 공부하고, 밤낮없이 술기 연습해가면서 일의 영역을 조금씩 늘려 가는데 누군가가 퇴사해버리면 공든 탑이 무너지는 것처럼 힘이 빠진다.

기업에서 일하는 EMT는 환자에 대한 응급처치 외에 다른 업무도 많이 해야 한다. 그 과정에서 '정체성의 혼란'이 온다는 이유로 퇴사하는 케이스도 많다. 우리 회사에서도 구미에 있는 1급 EMT 4명이 한꺼번에 퇴사한 이후 10년이 넘도록 그 자리가 채워지지 않았다. 할 수 없이 기존 직원들을 2급 EMT 양성 교육기관(영진전문대학교)에 보내 2급 응급구조사 자격을 취득하게 한 뒤 업무를 시켰다.

처음에는 회사에서 적지 않은 지원금을 주고 보내는 교육이라 다들 많이 지원하였다. 그러나 의학적인 지식과 전문적인 술기, 업무 범위의 한계 등에 부딪쳐 부담감을 느끼는 이들이 많았다. 이러한 전후 사정으로 생각보다 많은 선배들은 나 역시 때가 되면 퇴사할 것이라 생각하고 있었다. 사람 일은 어떻게 될지 모른다고 하지만 나는 소방 구급대원만큼은 될 생각이 조금도 없었다. 사내의 여러 동료들이 갖고 있는 오해들을 풀어주기 위해 나를 괴롭혔던 선배를 포함하여 여러 사람들과 솔직한 대화를 많이 나눴다. 덕분에 지금은 사석에서도 서로 울고 웃으며

속 이야기를 나눌 수 있는 사이가 되었다.

+ + +

기업에서는 소방이나 병원과는 달리 사고 및 환자가 매일같이 발생하지 않는다. 출동을 하지 않는 대기 시간에는 다른 업무를 해야 한다는 의미다. 아침에는 주로 구조장비가 원활하게 작동되는지 차고지에 가서 구조 장비를 하나씩 꺼내서 작동시켜본다. 차량이나 무거운 물체를 들 수 있는 리프트 백도 있고 유압절단기나 고속절단기, 양수기, 어두운 화재 현장에서 진입로를 확인할 수 있도록 빛을 발사해주는 긴 줄이 감긴 라이트라인 등의 여러 장비의 작동 여부도 체크해야 한다.

한편 대기업에는 수백 개의 협력사들이 들어와 공사를 진행한다. 나는 점검을 위해 안전모와 안전화를 착용한 뒤 직접 현장으로 간다. 안전점검을 원활하게 하기 위해서는 '산업안전보건 법령'을 비롯한 사내 기준들을 명확히 알고 있어야 한다. 엄청나게 큰 크레인이나 지게차, 고소작업대(차량) 점검 역시 할 줄 알아야 한다. 근로자들이 개인보호구를 잘 착용하고 있는지 확인하는 것도 중요하다. 이들이 공사를 하기 위해서는 '일일 안전작업 허가서'라는 서류를 발행해야 하는데 그 서류에 대한 검토와 승인도 매일 진행하고 확인한다. 환자를 올바로 처치하기 위한 응급의학 공부는 뒤로하고 소방과 안전에 대한 지식을 머릿속에 넣는 것만으로도 바쁘다.

소방 설비도 인천공항에서나 볼 법한 것들이 다양하게 존재한다. 화학회사나 원자력 발전소에서 근무하는 응급구조사의 경우 해당분야에 대한 지식들도 배우게 된다. 업무에 필요한 역량을 키우기 위해 전문교육기관에 가는 일도 있다. 반도체 회사는 전자기기를 단순 조립만 하는 회사들과는 달리 먼지나 이물질이 없는 클린룸을 구성해야 한다. 때문에 그 구성에 대한 내용, 장비에 대한 세부 공정의 학습도 필요하다. 자동차 회사나 철강 회사의 경우도 마찬가지다.

이처럼 광범위한 업무들을 소화하다 보면 '나는 누구이고, 여긴 어디인가?' 하는 생각을 종종 하게 된다. EMT가 아닌 평범한 회사원이라는 느낌을 자주 받게 되는 것이다. 그럼에도 불구하고 본연의 업무는 사람을 살리는 일이고, 환자가 언제 어디에서 발생할지 모르기 때문에 항상 긴장하고 회사의 지도를 머리에 그려 넣고 있어야 한다. 환자의 손상 유형과 정도에 따라 이송할 수 있는 병원에 대한 정보, 거리도 알고 있어야 원활하게 업무가 가능하다.

대부분 기업들은 큰 사고에 예민하다. 크고 작은 사고가 일어날 때마다 EMT의 중요성은 강조된다. 아파서 도움을 청하는 사람들이나 사고가 발생했을 때 어떻게 대응해야 할지 모르고 손 놓고 있을 때, EMT가 제공하는 전문적인 의료지식과 스킬들은 큰 도움이 된다. 이 때문에 시간이 지날수록 EMT의 입지는 확대되어가고 있다. '현장의 전문가'라는 정체성을 갖고 본인만의 업무를 개척해가기 위해서는 의사결정을 하는 윗사람들이 필요성에 대해 직접 피부로 느껴야 한다. 그것을 느끼게 하는 것이 사실 가장 힘든 부분이다. 하지만 안전을 아무리 강조하더라도 인간의 실수로 발생하는 산업재해까지 막을 수는 없다. 관리자들의 인식변화가 필요하지만 현실적으로는 어렵다. 가능한 방법이 유일하게 하나 있는데, 그것은 불행하게도 예상하지 못한 큰 이슈나 사고가 발생하는 것이다.

오랜 꿈과 바꾼
운명의 직업

어려서부터 그림 그리는 것과 자동차를 무척 좋아했다. 3살 때부터 학창시절까지 익스테리어(차량외관)부터 인테리어(차량내부)까지 쉬지 않고 그릴 정도였다. 그러나 입시를 앞두고서야 꿈을 실현시키기 위해서는 '산업디자인과'라는 전공을 가져야 한다는 사실을 알았고 14개의 대학에 원서를 넣어 총 11곳에서 1차 합격을 했다.

산업디자인과 외에도 생명공학, 식품영약학, 경영학, 응급구조 등 4년제와 전문대를 동시에 고민했었다. 다만 어릴 적부터 수학을 싫어했기 때문에 수학과는 거리가 먼 학과를 고르고 싶었다. 집과 가까운 공립대의 산업디자인과를 목표로 했고 첫 관문으로 실기시험을 치르게 되었다.

실기는 데생*으로 석고상을 그리는 것이었다. 아그리파, 줄리앙, 비너스, 호메로스 등 한번쯤 들어보거나 본 적이 있는 얼굴일 것이다. 지금도 크게 다르지 않을 거라 생각되지만 당시에는 실기시험을 준비하기 위해 오랜 시간을 미술 입시학원에서 보내는 게 일반적이었다. 그러나 나로서는 시간이 터무니없이 부족했기도 했고, 비용 또한 월 180만 원으로 만만치 않았다. 인물화는 자신 없었고 데생은 그려본 적도 없으나 그림을 잘 그린다는 자신감 하나로 데생 관련 미술책 한 권과 연필, 캔버스를 사서는 책에 나와 있는 순서대로 종류별로 몇 번씩 연습했다.

시험 당일, 대학의 강의실 중앙에는 줄리앙 석고상이 놓여 있었고 학생들은 석고상을 중심으로 동그랗게 앉아 그림을 그렸다. 시간이 흐름에 따라 각자의 캔버스 위에는 서로 다른 각도에서 바라본 줄리앙의 모습이 사진처럼 그려졌다. 그에 비해 내 그림은 학예회 수준이었다.

실기시험을 준비하고 또 치르는 과정에서 깨달은 것이 있다. 자동차 디자이너가 되고 싶었음에도 그 꿈을 이루기 위한 준비가 너무나도 부족했다는 것, 차와 관련된 디자인 아이디어는 많고 배우기 위한 열정도 있었으나 방법을 너무 몰랐다는 것이다. 지금처럼 인터넷이 발달된 시절도 아니었기에 얻을 수 있는 정보도 제한적이었지만 가장 중요한 노

---

* 채색을 쓰지 않고 선으로 그리는 회화.

력을 하지 않았다. 더군다나 하나의 강의실에 모인 수험생들 가운데에
서도 가장 기본인 데생을 꼴지에 가깝다시피 하는데 어떻게 운이 좋아
미대생이 된다 하더라도 성공하기는 어렵겠다는 생각이 들었다. 막연
히 상상만 했던 직업에 대한 환상과 현실은 거리감이 꽤 컸다. 경제적
으로도 IMF가 터지면서 사회에 조금 더 빨리 나갈 수 있는 기술을 배
워보자는 쪽으로 마음을 굳히게 되었다. 여러 고민에 휩싸이던 찰나 어
머니의 지인이 응급구조과에 다닌다는 이야기를 듣게 되었다. 당시 유
망직종으로 거론되기도 했었기에 무작정 원서를 넣었다. 지체할 시간
이 없었다. 요즘 말로 하자면 카더라통신**에 나의 인생과 진로를 베팅
해버린 것이다.

　가장 되고 싶었던 자동차 디자이너를 포기하고 차선으로 선택한 일.
나는 이 일에 최선을 다하고 싶었다. 부모님이 내주신 등록금을 낭비하
고 싶지 않은 마음도 컸다. 대학도 하나의 작은 사회다 보니 경쟁은 또
다시 시작되었다. 하루는 매번 1등을 놓치지 않는 동기에게 어떤 방식
으로 공부를 하느냐고 물으니 새벽 6시에 일어나 공부를 한다고 답했
다. 노력에 절박함까지 더해지면 상대가 타고난 천재가 아닌 이상 승부
의 결과는 정해져 있다. 지금 와서 돌이켜보면 당시의 나는 공부하는
방법을 몰랐던 것 같다. 배운 내용을 정리만 하면 공부를 했다고 착각

** 출처가 명확하지 않고 믿을 만한 증거가 부족한 자료나 정보를 마치 사실인 것처럼 말하는 것.

한 것이다. 책상에 앉아 있는 시간 대비 능률은 낮은 스타일. 그렇다고 스무 살의 자유에 흠뻑 취해 놀았냐 하면 그것 또한 아니었다. 정해진 틀에서 따분한 삶을 사는 학생, 아마 그것이 남들에게 비춰지는 당시의 내 모습이었을 것이다. 그렇게 앞으로 직면하게 될 미래는 상상도 못한 채 'EMT'의 길로 들어서게 되었다.

인생을 바꾸는
위기의 순간

우리는 살면서 무수히 많은 경험을 하게 되지만, 경험이라고 해서 마냥 다 좋지만은 않다. 너무 힘들거나 부정적인 경험은 개인에게 많은 상처를 입힌다. 이는 자칫 슬럼프를 불러일으킬 수도 있다. 나쁜 일은 부정적인 생각을 가져오고 부정적인 생각은 밝은 곳으로 나아가지 못하게 한다. 어둠으로부터 벗어나려면 '생각의 전환'이 중요한데 이미 발목이 붙잡혀버린 상황에서는 관점을 바꿀 만한 용기나 지혜가 떠오르지 않는다. 자칫 무기력증에 빠지기 쉬운 이때에는 의미 없는 일이라도 해야만 한다. 새로운 도전이나 터닝포인트* 같은 것 말이다.

---

* 어떤 상황이 다른 방향이나 상태로 바뀌게 되는 계기. 또는 그 지점.

+ + +

국가고시를 치른 지 얼마 지나지 않은 시점이었다. 교직원들과 총학생회가 동남아로 여행을 떠난다고 했다. 때마침 자리가 하나 남았고 내가 추천받았다. 이미 너무 좋았던 해외여행 경험이 있었기에 무조건 가고 싶었고 합류하게 되었다. 태국과 캄보디아를 여행하는 도중 거의 마지막 날이 되었고, 교직원 선생님 중 한 분이 "너희 학과 국시 결과 떴다고 하던데 휴대폰 빌려줄 테니 전화 걸어봐!" 말씀하셨다. 그래서 학과 사무실에 전화를 걸었고, 당시에 조교를 하고 있던 동기가 떨리는 목소리로 "미안하다"라는 답변을 주었다. 그렇다! 나는 EMT 국가고시에 불합격했다. 그때 난 퀴블러 로스의 '5단계'를 차례대로 느꼈다.

> ① 부정 ② 분노 ③ 타협 ④ 우울 ⑤ 수용

처음에는 장난치지 말라며 현실을 부정했다.
"그럴 리가 없어! 장난이겠지!"

그러다가 상황 탓을 하기 시작하며 분노하게 된다. 그러기에 모의고사 점수도 안 나오는 내가 뭐 잘났다고 다른 학생들을 가르치고 자율학습 인원 파악하고 이렇게 멀리까지 여행이나 왔을까! 시간이 조금 지나고 사실이 아니게 해 달라며 신과 타협하려고 기도한다. 그러고 나서는 한없이 우울해진다.

귀국하는 날, 쥐구멍에 들어가고 싶다는 표현을 천 번 만 번 피부로 느꼈다. 쥐구멍이 있다면 정말 들어가서 나오고 싶지 않았고, 물이 되어 공기 중으로 증발해버리고 싶었다. 이 감정들은 질서 있게 나타나는 것이 아닌 마구잡이로 뒤섞인다. 부정하고 화나고, 우울하고를 반복한다. 소식을 미리 전해 들은 여자 친구는 걱정이 되었는지 공항으로 마중 나와 있었다. 혼자 있고 싶은데 슬퍼할 겨를도 없이 위로부터 받았다. 전적으로 내 노력이 부족했던 결과였기에 주변 사람들을 볼 면목도 없었다. '나를 싫어하는 사람들이 이 사실을 알게 되면 얼마나 좋아할까?' 하는 못난 생각들만 머릿속에 가득했다. 언젠가 현실을 인정하고 수용 단계가 오면, 이 일을 어떻게 해결해야 할까? 나의 미래는 어디에 두어야 하는 걸까? 하는 생각만 들었다. 그러나 인생이 끝난 사람마냥 좌절하기엔 너무 사소한 일 같았고, 빨리 회복하기 위해서는 서둘러 움직여야만 했다.

힘들고 안 좋은 일은 연이어 터진다

나의 과오를 책임지기 위해서라도 앞으로의 일들은 최선의 결정만 하고 싶었다. 동기들보다 빠르게 졸업하기 위해서 일찍 입대했었고, 실제로도 앞서고 있다 생각했던 일 년이라는 시간은 다시 제자리로 돌아왔다. 오히려 더 불확실한 길을 마주해야 했고 처음에는 무엇을 해야 할지 몰랐다. 넋 놓고 가만히 있을 수는 없었기에 무작정 아버지를 따라 일을 나가기로 했다.

　나의 부친은 5톤 수족관 차에 킹크랩을 싣고 서울, 경기 등의 거래처에 납품하는 일을 하셨다. 낮에는 수입사에서 킹크랩을 차에 싣기 위해 대기하고 저녁 늦게 출발해서 새벽 내내 거래처를 돌다가 다시 내려오는 일정이었기에 종종 밤을 지새웠다. 이 일을 하는 동안 아버지는 내게 15만 원이라는, 당시에도 제법 큰돈을 일당으로 주셨다. 용돈벌이를 할 수 있다는 것도 좋았지만 부자지간에 많은 대화를 나누는 것이 더 없는 기쁨이었다. 그러나 이 행복은 오래 가지 못했다.

　밤을 샌 탓에 피곤했던 아버지는 강원도의 어느 휴게소에서 소주 한 잔을 하셨다. 남은 길은 고속도로만 달리면 됐기에 내가 운전대를 잡기로 했다. 그러는 동안 아버지는 차의 뒤쪽 공간에서 잠시 눈을 붙였다. 강릉에서 동해로 가는 고속도로를 달리고 있었는데 갑자기 "삐" 하는 엄청 큰 경고음이 들려왔다. 그리고는 세상이 옆으로 보이는 광경을 마주하게 되었다. '꿈인가?' 하고 한동안 정신을 차리지 못했다. 잠시 후 눈을 떠 보니 도로의 바닥면이 보였다. '이건 무슨 꿈이지?' 여전히 정신이 혼미한 상태였다. 잠시 후 운전석 쪽 유리창이 산산조각 났고 순간적으로 뜨거움이 느껴졌다. 핸들을 잡고 있던 내 왼쪽 팔이 도로 바닥에 갈리면서 찢어진 것이었는데 그제야 정신이 번쩍 들었다. 옆으로 넘어진 채로 미끄러진 차와 옷과 피부가 갈리다 못해 뼈마저 드러난 팔꿈치까지. 모든 것이 아수라장이었다.

갑자기 무언가가 내 어깨를 짓누르는 느낌이 들었다. 순간적으로 아버지가 화가 나서 나를 때리는 줄 알았다. 알고 보니 아버지는 여전히 잠든 상태로 누워계셨는데 차가 좌측으로 전복되면서 일어선 자세가 되어버린 것이다. 정신이 없는 통에도 나부터 찾으셨던 아버지는 당시에 내가 차를 절벽에 세워두고 소변보러 나간 줄 알았다고 했다. 그나마 내가 안 보여서 안심했다고. 그런데 다시 보니 나는 밑에 깔려 있었다.

온 힘을 다해 밖으로 나가려고 했으나 반대편 문의 손잡이가 닿지 않았다. 밟고 올라가서 열어보려 해도 문은 꿈쩍도 하지 않았다. 차에서는 엄청나게 큰 경고음이 울리는 통에 아버지와 대화하는 것도 어려웠다. 그때 차 문이 열렸다. 누군가 사고 현장에 차를 세우고, 우리를 구하기 위해서 차에 올라타서 반대편 문을 열어준 것이다. 가까스로 탈출한 뒤 감사 인사를 드리려고 했는데 문을 열어준 사람은 보이지 않았다. 이미 차를 타고 간 것 같은데 먼 곳을 바라봐도 아무 것도 보이지 않았다. 순간의 찰나에 마치 누군가 천사를 보내어 열어준 것처럼 신기하고 고마웠다. 아버지는 2차 피해가 없도록 몇 십 미터 앞에 걸어가서 다른 차량들이 속도를 낮추도록 했고, 경찰에 신고하고, 보험사와 연결해서 수습했다. 나는 병원으로 가서 왼쪽 팔을 봉합했고 퇴원했다.

아버지와 함께 다시 살아났다는(?) 의미로 홍어에 소주 한잔을 하러 갔다. 그때 홍어를 태어나서 처음 먹었었는데 톡 쏘는 맛과 비린내가 코끝을 뚫을 때 살아 있음이 느껴졌다. 연이어 소주 한잔을 목구멍으로 넘겼을 때 삶에 대한 감사와 아버지께 미안한 감정이 교차했다. 국시에 떨어진 것도 죄송스러웠는데 큰 사고까지 일으켜 아버지의 생업도 가로막아버렸다. '나는 왜 이렇지?' 하는 식의 부정정인 마음에 자존감은 끝도 없이 추락했다. 동시에 나에게 아무런 질책도 하지 않는 부모님에게 미안하고 또 감사했다. 난생 처음 살아 있다는 것이 단순히 숨을 쉬는 것 이상의 의미로 다가왔다.

실수를 만회하기 위한 노력들

'아버지를 돕기 위해 시작했던 일인데… 이젠 어떻게 하면 좋을까?'

교통사고는 많은 생각을 몰고 왔다. 차 수리비가 많이 나온 것은 물론이고 얼마간은 아버지의 일자리까지 빼앗아버린 셈이 되었다. 그래도 "다시 살아난 것에 대해 감사함을 느끼자"는 아버지의 긍정적인 마음과 아들을 향한 믿음에 힘을 냈다. 아버지께 도움이 될 만한 일이 뭐가 있을지 고민해보았고 온라인 쇼핑몰을 만들어보자는 결론이 내려졌다. 당시 아버지도 킹크랩을 더 잘 팔 수 있는 거래처에 대한 고민을 하고 계셨던 터라 둘의 고민은 하나의 지점으로 연결되었다.

"킹크랩을 인터넷으로 팔자!"

쇼핑몰 창업에 필요한 사항들을 하나씩 공부했다. 그런데 엄마는 학업에 대한 이야기를 많이 하셨다. 아들이 걸어온 길을 포기하고 아버지의 일을 하는 모습이 싫었던 것 같다. 스스로도 애써 외면하고 있었으나 언젠가는 진지하게 마주해야 했을 고민이기도 했다. 두 개의 고민을 끌어안은 채 생각을 정리해보았고 그 해답은 '편입'이었다. 내가 졸업한 응급구조과는 3년제였기 때문에 4학년으로 편입이 가능했다. 갈 수 있는 대표적인 학과로는 안전공학과와 의생명공학과가 있었다. 안전공학과는 자격을 취득하여 대기업 사무직으로 일할 수 있는 기회가 있고, 의생명공학과는 공부를 더해서 의학대학원으로 갈 수 있는 발판이 될 수 있었으나 그때에는 그런 것을 몰랐다. 알려주는 이도 없었고 물어볼 수 있는 사람도 한정적이었다.

그때의 나는 시간을 기준으로 고민할 수밖에 없었다. 쇼핑몰도 시작해야 했고, 국가고시도 다시 치러야 했다. 그러면서 학과 공부와 학위 취득이 모두 가능해야 했다. 이 세 가지를 동시에 하는데 1년이란 시간은 너무나 부족해 보였다. 한 가지 다행인 것은 편입할 학과를 정하는 일은 순조로웠다. 해외에서 직간접적으로 여러 경험을 하면서 '영어'에 대한 중요성을 깨달은 바가 있어 학과는 영어영문학으로 선택했다. 동시에 학비도 최대한 줄일 수 있는 국립대가 좋겠다고 생각되었다. 지방에 위치해 있긴 했으나 다른 것들을 병행할 수 있는 최적의 조건이었다. 그러나 어느 곳이든 해당 조직의 일원으로 인정받기 위해서는 시험과 면접을 통과해야 했다.

본격적으로 편입시험을 준비해나갔는데 개인적으로는 면접 비중이 더 컸던 것 같다. 면접 당시 영어영문학과를 선택한 이유와 앞으로의 계획 그리고 개인적인 상황을 솔직하게 말씀드렸다. 스토리가 있고 메시지가 분명했다. 실패를 겪었고 다시 일어나기 위한 과정 속에 영어를 공부하고 나서 목표는 미국으로 가서 'paramedic'*을 따고 돌아와서 교수가 되겠다는 것이었다. 그 덕분인지 편입에 성공했고 나중에 교수님에게 들은 바로는 내가 면접에서 계획과 비전을 제시한 유일한 학생이었다고 했다. 잘해보라는 격려와 함께 학교생활을 시작했으나 웬걸, 처음부터 난관에 봉착했다.

영문과는 문학을 배우다 보니 읽고 해석하며 발표하는 일이 잦았는데, 영어를 대화하듯 읽는 것과 목소리를 크게 내서 발표하듯 읽는 것은 너무나도 달랐다. 태어나서 처음으로 헤밍웨이의 〈노인과 바다〉의 챕터 일부분을 큰 목소리로 읽었는데 부끄럽게도 버퍼링이 상당했었다. 그날부터 집에 오면 외서를 읽는 연습만 몇 백번이고 반복해야 했다.

해석이 자유롭지 않았기에 통째로 외워버리거나 그래도 안 될 때에는 책 밑쪽에 해석을 적어서 발표하기도 했다. 고맙게도 친하게 지내는 동생들이 많은 도움을 주었다. 해석본을 복사해서 주기도 하고, 문법을 알려주기도 하고, 소외되지 않게 그룹과제를 같이 하자고 제안해주기도 했다. 인생에서 가장 친한 형들을 만난 시기이기도 했다.

---

* 미국의 '전문응급구조사'로 한국의 1급 응급구조사와 유사하다. 그러나 현장에서 허용되는 의료와 관련한 업무범위가 한국보다 더 넓다는 점에서 차이가 있다.

사업도 우여곡절이 많았다. 여러 레퍼런스를 참고하여 로고, 연혁, 조직도, 인재상 등의 구색을 갖추고 나니 전화업무로 바빠졌다. 수업 도중에도 주문이나 문의전화가 걸려올 때면 응대를 해야 했고 마케팅 부터 실무까지 업무 전반을 익혀나가야 했다. 그리고 킹크랩을 판매하는 일이다 보니 수족관이 반드시 필요했다. 그런데 수족관은 제작비가 높아 처음에는 아버지 지인의 횟집 수족관 일부를 빌려서 시작했다. 만약 킹크랩이 팔리기 전에 죽기라도 하면 상품의 가치가 떨어지기 때문에 횟집에서 바로 경매에 부쳐 현금을 만들기도 했다. 초창기에는 없던 경쟁업체도 1년쯤 지나고 나니 하나둘 생기기 시작했다. 우리 업체의 킹크랩 품질이 좋다 보니 단골손님도 있었지만 마진이 많이 남는 사업은 아니었기에 순이익은 등록금이나 용돈으로 쓸 정도에 그쳤다.

+ + +

시간이 흘러 2학기가 되었다. 독하게 국가고시를 준비해야 할 타이밍이 된 것이다. 이전보다 더 열심히 공부하고 싶었고 그러기 위해서 필요한 여러 자료들을 얻고 싶었는데 쉽지 않았다. 지난 국가고시 때 시험에 필요한 자료를 CD에 담아 동기생들에게 나눠줬었는데, 막상 입장이 바뀌고 나니 도와주는 동기가 없었다. 오히려 양군이라는 별명을 가진 후배 하나가 유용한 자료들을 건네주었다. 지금도 그 후배의 이름을 잊을 수가 없다. 명문대에 갈 수 있는 성적이었으나 친형이 EMT에 대한 프라이드가 너무 강해서 동생을 응급구조과에 입학시켰다고 했다. 후배의 도움을 받아 자료를 얻고 학교 도서관이 닫힐 때까지 공부했다. 경비실 소장님과 가장 마지막에 도서관 문을 나섰다. 책을 보면 토가 나올 때까지 공부했다. 떨어졌을 때의 감정을 잊지 않기 위해 독하게 했다. 이런 노력 덕분인지 두 번째 시험을 봤을 때에는 거짓말처럼 정답만 툭툭 튀어나와 보이는 듯한 현상을 경험했다. 물론 두 가지 답안 중 헷갈리는 문제도 있긴 했지만 합격할 것 같은 예감이 확실하게 들었다. 집에 돌아와 가채점을 해보았고 합격이 확실시되었다.

4학년 때 서울에 위치한 라이프세이빙소사이어티(lifesaving society)의 한국지사에서 파트타임 BLS(Basic Life Support) 강사 모집에 면접을 본 적이 있다. 심폐소생술에 대한 강의를 30분간 진행하는 것이 면접 중 주된 포인트였다. 최초로 1기 강사가 되었고, 교육을 위해 서울을 왔다 갔다 하며 교육을 진행했다. 군대에 들어갔을 때의 내게 인생의 모토가 된 글귀가 있다.

"나를 죽이지 못하는 고통은 즐겨라!"
해병대의 대표적인 명언 중 하나인 저 말이 왜 그토록 마음에 와닿았던 걸까. 피가 나도 아파할 게 아닌, 즐기자는 생각을 했을 정도로 나를 무식하게 만들었던 말이다. 정신이 육체를 지배할 수 있다는 말을 몸소 체험하게 한 문장이기도 했다. 하늘은 스스로 돕는 자를 외면치 않는 법이다. 살다보면 죽으란 법은 없다. 지금 당장은 힘들더라도 역경 뒤에 복이 온다 생각하고 지혜롭게 이겨내자.

응급구조사의 또 다른 이름,
선생님

요즘에는 EMT도 유니폼을 많이 착용하지만 예전에는 의사처럼 가운을 입었다. 환자나 보호자는 EMT를 의사로 착각하고는 '선생님'이란 호칭을 부르곤 했었는데, 우리나라에서는 어느 직군이든 마땅히 부를 만한 호칭이 떠오르지 않는 경우면 "선생님" 하고 부르는 것 같기도 하다.

EMT는 사람들 앞에 서는 일이 많다. 전문적인 강사가 되는 것은 차치하더라도 일반인을 대상으로 '심폐소생술' 교육을 하는 일이 잦다. 학생 때 교수님과 함께 강사활동을 나가는 경우도 종종 있어 이런 상황에 어느 정도 익숙해질 수도 있지만 성향에 따라서는 남들 앞에 서는 것 자체를 부담스러워하는 이들도 많다.

(지금은 아무도 믿지 않지만) 나는 내향인이었다. 어릴 적부터 앓았던 소아천식 때문에 병원에 가는 날도 많았고, 건강상 뛰어노는 것이 힘들다 보니 혼자 지내는 시간이 많았다. 중학교 때라고 다르지 않았다. 같이 교회에 다니던 여학생이 "안녕" 하고 인사할 때면 수줍고 부끄러워서 인사를 제대로 받아주지도 못했다. 그랬던 내가 성격을 180도 바꾸게 된 계기가 있다. 중학교 2학년 때 반장이었던 친구가 다른 아이들에게 나를 좋아한다고 당당하게 말하는 모습에 내심 반해버린 것이다. 비록 어떠한 사이가 되지는 않았지만 용기 있고 활달한 그녀의 성격이 너무 멋져 보였다. 누군가를 닮고 싶다는 충동이 처음으로 찾아왔다. 하지만 생각이 변한다고 행동이 한 번에 변하겠는가? 나 자신을 바꾸는 일은 어려운 것이었다.

그래도 한 차례 신선한 충격을 받은 뒤부터 성격을 변화시켜보고자 하는 의지는 점점 더 커졌다. 생각은 행동으로 이어진다고 친구들에게 인사를 먼저 건네는 것을 시작으로 이야기도 많이 나누는 등 조금씩 변화를 주었다. 그러자 또래와 어울리는 것이 좋아졌고 친한 친구들도 많이 생겼다. 고등학생 때부터는 운동을 시작하게 되면서 자신감도 많이 붙었다. 대학생 때는 과대를 하게 되면서 사람들 앞에 나서는 일이 일상이 되었고 남들 앞에 서는 것도 점차 익숙해졌다. 내가 알고 있는 정보나 지식을 공유하는 것으로부터 즐거움을 느낀다는 사실도 알게 되었다. 이는 곧 전공과 관련된 커뮤니티 운영과 심폐소생술 강사 활동으로도 이어졌다. 회사에 취직하고 나서는 의학적인 것 외에도 안전과 관련된 내용을 협력업체 근로자 대상으로 교육하기도 했다. EMT로 강의할 수 있는 곳은 근무하고 있는 직장 외에도 다양하다. 어린이집, 초등학교, 중학교, 고등학교 등 교육기관 외에도 보건소, 대사관, 시청, 구청, 안전센터, 복지센터 등 공공기관에서도 투잡처럼 교육을 할 수 있는 기회가 있다.

EMT로서 강의하기를 원한다면?

EMT는 심폐소생술 등 기본인명소생술(BLS) 강의는 물론 미국심장협회(American Heart Association, AHA)에서 주관하는 전문심장소생술(Advanced Cardiac Life Support, ACLS), 미국응급구조사협회(NAEMT)의 PHTLS(병원전 외상소생술) 및 전술적전투사상자 처치(Tactical Combat Casualty Care, TCCC), KALS(Korean Advanced Life Support), NDLSF(National Disaster Life Support Foundation)의 국제재난전문가(Basic Disaster Life Support, BDLS), ADLS(Advanced Disaster Life Support) 과정을 수료한 뒤 NDLS(National Disaster Life Support) 등의 강사과정을 수료하면 강의가 가능하다.

▶ 병원이나 산업체에서 임상경력을 쌓거나 석사 이상의 학위를 취득한 후에 겸임교수나 외래강사로 대학에서 강의할 수 있는 기회가 생기기도 한다. 학위 취득 후에 전임교수로 지원하여 대학교수직을 겸할 수도 있다. 이외에도 병원이나 소방, 기업 등 직장에서도 임직원에 대한 응급처치 교육을 진행할 기회가 많다.

경력이 5년 이상인 EMT는 교직원 심폐소생술 강의를 할 수 있다. 강의비는 이론 교육 1시간에 15만 원 정도로 다른 교육들에 비해 높은 편이다. 그러나 강사료 지급 기준이 정해져 있다는 사실을 모를 때에는 단체나 기관에서 주는 대로 받는 경우가 많다. 이렇게 받을 경우 교통비를 제외하면 봉사 수준에 가깝다. 일용직 근로자와 기업을 연결시켜주는 인력 사무실처럼 중간에서 소개비 명목으로 강사료 일부를 가져가는 것과 같은 일이 벌어지는 것이다. 강의를 앞두고 있다면 책정된 강의비가 얼마인지 정확하게 아는 것이 중요하다.

대학 강의 기회가 생기다

기업에서 근무를 하다 보면 구급관련 업무 외에도 공부할 것이 많아 의학 공부에 소홀해질 수 있다. 기업은 소방이나 병원보다 응급 환자가 적어 의학 지식이나 스킬을 유지하려면 별도의 공부나 훈련이 반드시 필요하다. 물론 기업에서 주는 안정적인 보수를 받으며 현실에 만족해할 수도 있다. 학교 공부도 마쳤고 회사 업무도 해야 하고 결혼을 하면 다른 일들이 많이 생기기 때문에 어느 정도 궤도에 오르고 나면 본업에 대한 공부를 하는 것이 귀찮아질 수도 있다. 이러한 나태함을 미연에 방지하고자 공부한 내용을 SNS에 올리기 시작했다. 꾸준하게 학습하는 것이 쉽지 않기에 습관화하기 위한 목적이었다. 운이 좋게도 이것이 초석이 되어 대학에서 강의를 할 수 있는 기회가 생겼다.

처음에는 회사에서 대학 강의를 허락해줄지 걱정되었다. 전례가 거의 없었기 때문에 어떻게 해야 할지 몰라 막막했다. 인터넷 검색으로도 답을 얻을 수 없게 되자 같은 경험을 해본 사람에게 물어보면 좋겠다고 생각되었다. 때마침 SNS를 통해 대기업에 소속되어 있으면서 나의 모교로 출강하는 분이 존재한다는 사실을 알게 되었다. 수소문을 해서 연락처를 알아냈고 연락을 했다. 감사하게도 그는 일면식도 없는 내게 친절히 답해주었다.

출강을 하더라도 취업 이전에 취득한 지식이나 노하우라면 회사에서는 제지하지 않는다는 것이 사내 취업규칙 등에 나와 있을 거라 했다. 찾아 보니 정말 있었고, 부서장의 허락을 받아냈다. 그런데 대학에서는 회사 직인이 들어간 경력증명서와 출강동의서를 제출하라고 했다. 이 일이 생각보다 복잡했다. 요즘에는 본인이 직접 재직증명서를 결제해서 출력할 수 있지만, 경력증명서는 산업인력공단 제출용이 아니라면 퇴사 시에만 발급받는 서류였다. 회사 직인을 받기 위해서도 각 부서 팀장들의 승인이 필요했고 이래저래 절차가 복잡했다. 그럼에도 불구하고 좋은 기회였기 때문에 놓칠 수는 없었다.

서류의 늪에서 간신히 벗어나자 대망의 첫 수업이 코앞으로 다가왔다. '교수'라는 자리는 그동안 들었던 '선생님'이란 호칭과는 무게부터 달랐다. 도서관과 서점에 가서 교수법과 관련된 책들을 수십 권 찾아 읽었다. 유튜브나 구글을 통해 해외의 대학들은 어떻게 강의를 하는지도 유심히 보았다. 해외의 의학 강의 같은 경우, 학생들끼리 토론과 발표를 통해 답을 찾아가는 방식이었다. 특히 내가 교육하는 과목은 이론과 실습이 병행되어야 하는 과목이었기 때문에 학생들의 참여를 이끌기에 유리했다. 참여도를 높이기 위해 그간 여러 대학을 다니면서 느꼈던 수업의 장단점을 분류해서 나만의 방식으로 구성했다. 앞으로 얼마나 더 할 수 있을지도 모르는데 우선은 내가 하고 싶은 것을 해보자는 생각이었다.

강의실 분위기가 최대한 자유로울 수 있는 방법들도 생각해보았다. 원하면 누워서 들어도 되고 무언가를 먹어도 괜찮다. 화장실을 가거나 전화를 받아야 하는 상황이면 손을 들지 않고 나가도 된다. 수업의 방식도 중간중간 학생들이 원하는 방식으로 팀을 이루고, 발표할 수 있는 기회도 주고, 서로 토론하며 적극적으로 임하는 학생들에겐 스티커와 함께 가점을 주었다.

학생들에게 꼭 필요한 강의

사회에 나오면 프레젠테이션을 할 수 있는 강의자료를 만들어야 한다. 그런데 대부분의 교육자료는 오래 되었거나 촌스럽다. 심지어는 글만 장황하거나 그림과 사진도 알맞지 않으며 업데이트가 되지 않은 자료들도 허다하다. 이런 것들이 강의에 대한 집중력을 흐트러뜨리며 결과적으로 듣기 싫은 수업으로 이어진다고 생각했다. 병원에서 의료인들이 만든 PPT만 봐도 기업에서 만든 보고서들에 비하면 많이 초라하다. 기업에서 직장생활을 해 보니 한글이나 워드 프로그램은 거의 사용하지 않고 심지어 한글은 프로그램조차도 설치되어 있지 않았다. 대다수의 문서 작업은 엑셀이나 파워포인트를 통해서 한다.

보고서도 위의 두 가지 프로그램을 통해서 만들어진다. 십여 년간 수많은 보고서들을 보다 보니 이제는 한글 프로그램 쓰는 것이 낯설 정도다. 대학생들은 리포트를 한글이나 워드 작업을 통해 PDF 파일로 제출하기 때문에 프레젠테이션을 할 기회도 적다. 그 리포트마저도 양식이 정해져 있기 때문에 획일화되어 있었다. 그래서 발표자료는 파워포인트로 만들어 메일로 제출하게끔 했다. 학생들이 만든 자료를 꼼꼼히 보고 보완해야 할 부분은 개인적으로 피드백을 해주었다. 60명의 학생들이 제출한 발표자료를 세부적으로 보고 피드백과 점수까지 주려면 많은 시간과 정성이 필요하다. 그러나 이 경험이 나중에 있을 교육의 자양분으로 거듭나길 바라는 마음이 커서 꾸준히 진행하고 있다.

시험에서도 다양한 변화를 시도했다. OX퀴즈나 가로세로 낱말 퍼즐 형태로 출제하기도 했다. 오픈 북을 원하면 오픈 북을 했고, 객관식을 원하면 그렇게 했다. 수업은 학생들과 내가 직접 소통하며 만들어가는 것이고 그것이 기준이었다.

학생 때는 현장을 느끼고 경험할 기회가 없다. 졸업과 동시에 병원으로 취직하여 의료기관에서만 근무하게 될 경우에는 현장을 알 수가 없다. 현장에서 생기는 무수한 변수들과 어쩔 수 없는 상황들은 생략하고 병원에 도착했을 때 처치가 잘못되었다는 등의 이야기를 조언이 아닌 지적하는 어투로 말하기라도 할 때면 병원에서 일하는 EMT와 소방에서 근무하는 구급대원 간의 언쟁이 벌어지기도 한다.

우리는 배울 수 있는 자세를 갖추고 의연해질 필요가 있다. 실제로도 학생들에게 생생한 현장 이야기와 영상들은 좋은 간접경험이 된다. 이 과정에서 나와 동료를 보호하기 위해 일어날 수 있는 잠재 위험 요인들의 종류와 환자의 상처나 증상을 통해 사고의 발생기전을 유추해볼 줄도 알아야 한다. 요즘에는 혼자 출동하는 일이 적기 때문에 팀원이나 동료들 간의 호흡도 중요하고 리더의 역할도 중요하다. 여러 상황들을 시나리오로 정해서 직접 처치해보는 것도 필요하다. 개인적으로는 기존의 경험들과 병원 전 처치에 대한 교육들이 유용했다.

수업의 내용이 부실하지 않도록 나 또한 꾸준히 공부해야 했다. 해마다 사용했던 수업자료를 똑같이 쓰지 않고 계속 주차별로 새로 만들어서 사용했다. 야간근무를 끝낸 뒤 꼬박 6시간 동안 강의를 해야 하는 날이면 피곤에 절게 된다. 다시 집으로 돌아와 3~4시간 자고 나서 다시 야근을 해야 하기 때문에 살아 있는 송장이 되기도 한다. 한 달에 두 번 정도는 연차를 쓰고 출강해야 하기 때문에 나를 대신해서 근무하는 선후배들이 고생하게 된다.

회사 일도 소홀히 하면 안 되기 때문에 더 많이 일하려 노력해야만 했다. 집에서도 공부하는 시간이 많아지면서 아내의 희생도 요구되고 아이들과 함께 하는 시간도 줄어들었다. 나에게 생긴 기회가 다른 사람들의 희생과 도움이 뒤따르는 것이기에 그 모든 것에 감사하는 마음으로 몇 년간 부지런히 살았다.

누군가를 가르친다는 일 자체가 나 스스로 성장하는 길이기도 하다. 학생들이 성장하면서 나 역시 동반 성장했다. 그들은 나를 통해 그들이 알게 될 지식을 조금 더 빨리 알 뿐이고, 나는 그들을 통해 젊음의 에너지를 얻고 살아갈 힘을 얻는다. 우리는 서로가 더 나은 사람이 되어가는 모습을 보았을 때, 축하와 함께 여러 이야기들도 나눈다. 학생들의 고민을 들어주고 학생들에게 역으로 조언을 듣기도 했다. 사제지간으로 시작한 관계였으나 적어도 지금은 나는 그들의 선배이자 친구다.

늙는다 늙어!
나도 제때 자고 싶다

인간의 3대 욕구 중 하나라고 불리는 수면욕. 굉장히 기본적이지만 너무나도 중요한 수면이 제대로 이루어지지 않을 경우 신체의 균형은 급속도로 무너진다. 나 역시 어둠과 빛의 경계가 허물어진 삶을 15년째 살고 있다. 병원, 소방, 군대, 해경, 교정직 근무를 하는 EMT도 교대근무를 피하기는 어렵다.

우리 회사는 7일씩 교대로 오전(07~15시), 오후(15~23시), 야간 타임(23시~07시) 순서로 돌아간다. 과거에는 5일 단위였는데 몇 년 주기로 교대 형태가 조금씩 변경되었다. 회사마다 4일간 2교대(12시간씩 근무) 근무 후 이틀을 쉬기도 하고 형태는 다양하다. '교대달력'이란 앱을 보면 국내의 모든 기업들의 교대근무 주기를 확인할 수 있으니 필요시 참고해보면 좋을 듯하다.

사실 가정이 생기기 전만 해도 야근 후 다음날을 느지막이 시작해도 괜찮았다. 그러나 결혼을 하고 아이가 생기고부터는 내 몸은 더 이상 내 것이 아니게 되었다. 결혼 전에는 내가 원하는 시간에 잘 수 있었지만 아이가 자랄수록 모든 생활 패턴이 아이에게 맞춰져 잠을 자는 것에도 제약이 따른다. 나이가 들수록 일어나는 시간도 점점 늦어진다. 사람마다 신체리듬이 다르기 때문에 밤새는 일이 몸에 맞지 않는 경우 퇴근하고 출근 전까지 잠을 자는 것 외에는 개인 시간을 아예 못 보내는 경우도 있다.

다사다난한 일주일간의 야간근무를 끝내고 나면 3일 동안 쉴 수 있지만 휴식을 가진 다음 다시 오전 근무를 하기 위해서는 또 그에 맞는 적응 시간을 가져야 한다. 가령 첫날에는 잠을 조금만 자고 일찍 일어나 일찍 잠에 든다. 쉬는 날 내내 다시 정상적으로 잠을 자는 생활로 돌아오더라도 오전 출근을 위해서 새벽에 일찍 일어나야 한다는 강박관념 때문에 3시쯤 깨어난다. 그러면 더 자고 싶어도 더 이상 잠이 오지 않는 불면증을 체험하게 된다. 오전 근무를 하는 내내 강제로 야행성 인간에서 아침형 인간이 되어야 하기 때문에 몸은 지칠 때로 지치고 20시가 넘으면 눈꺼풀이 무거워져 반쯤 눈이 감긴 꼴 보기 싫은 얼굴이 된다. 그렇게 일주일이 마무리될 즈음이면 적응이 될 만해지는데 다시 이틀간 쉬는 날이 다가온다. 쉬고 나면 15시에 출근하고 23시까지 깨어 있어야 한다는 부담이 없고, 퇴근하고 나서도 아이들은 잠들어 있기 때문에 한두 시간 정도 자유시간이 생긴다. 그렇게 다람쥐 쳇바퀴 굴러 가듯 야간근무를 열두 번 반복하면 해가 바뀐다.

　　야간 교대근무를 경험해보지 못한 관리자들은 그 고통을 모르기 때문에 야간에 할 업무를 최대한 증가시킨다. 형광등 아래에서 눈 뜨고 있는 것 자체도 엄청난 스트레스인데다가 몸이 적응해나가는 과정이 어렵다는 사실을 경험해보지 않았으니 모르는 것이다.

　　2007년, 세계보건기구 산하 국제암연구소(IARC)는 야간근로와 교대근무를 '인간의 생체리듬을 어지럽힐 수 있는 발암물질(2A군)'로 규정했다. 국내 산업안전보건 분야에서도 야간근무는 유해위험요인에 속한다. 이를 지속할 경우에는 평균 기대 수명에서 6년이 감소된다는 연구 결과도 있다. 자본주의의 부속품 중 하나로 돈과 건강을 바꾸는 삶을 반복하며 사는 것이다.

　　대부분의 내 또래 혹은 나이가 더 많은 직장인들은 야근을 하는 만큼 연봉이 인상된다면 기꺼이 야간근로를 해낼 것이다. 그러나 요즘의 후배들은 물질적인 보상보다 워라밸(work life balance) 및 행복을 더 추구한다. 잔업이나 조출 등의 연장 근무를 원치 않는다. 주식이나 코인, 배달 등으로 부수익을 얻는 방법도 많기에 옛날처럼 시간제로 돈을 버는 행위를 그다지 선호하지 않는다. 그런데 EMT 직군 대부분은 여유인력이 부족하다. 내가 빠지게 되면 다른 누군가가 대신 근무를 서야 한다. 야근을 할 수밖에 없는 구조인 셈이다.

6년간의 상황실 근무

'대기'는 EMT의 또 다른 숙명이다. 환자가 발생하면 상태를 확인하고 병원으로 이송하는 것이 주 업무인데 환자는 언제 어디서 발생할지 모른다. 일반적으로 직장인의 점심시간이라 하면 정해진 시간(대부분 60분) 동안 밥을 먹고 커피도 마시며 혼자만의 시간을 갖는 등 소소한 자유를 누리는 그림이 그려진다. 물론 응급구조사들에게도 점심시간은 있다. 무전기에서 '출동 명령'이 떨어지면 언제든 수저를 내려놓아야 한다는 사실만 다를 뿐.

나처럼 상황실에서 근무를 하게 될 경우 많은 일들을 병행해야 한다. 회사에서 발생하는 다양한 이슈들을 직접 처리하거나 다른 부서에서 처리하도록 연결하는 역할도 한다. 과거에는 회사 내에 들어오는 수백 개의 협력업체도 관리했었다. 여러 방재시스템에 알람이 울리면 그 원인을 파악하기 위해 현장을 가기도 하고 필요할 때에는 사람이 다친 상황이 아니라면 지령을 내려 동료를 출동시키기도 한다.

협력업체가 공사하는 현장에 직접 가서 안전감독을 하는 것도 EMT의 역할이다. 우리들에게는 안전 분야가 생소하고, 무엇이 중요한지 모르기 때문에 법이나 기준에 대한 공부도 필수다. 일하는 분들을 지켜보면서 확인하고, 궁금한 것은 근로자에게 물어보며 귀동냥도 하고 친분도 쌓으며 여러 가지 실무를 경험해보는 것이 좋다. 이때 주의해야 할 점은 그들에겐 우리가 현장에 나와 있는 것 자체만으로도 불편할 수 있다는 것이다. 최대한 방해되지 않도록 주의하며 정말 사고가 일어날 만한 위험점이 보이는 경우에 안내해주고 보완해주고 있다.

협력업체들이 대기업에 와서 일을 할 때에는 '안전'에 관한 사항들을 철저히 지켜야 한다. 그러나 업체들은 대개 비용 절감을 위해 공사를 최대한 빨리 끝내려 한다. 안전 사항을 지적 받게 되면 공사가 중지될 가능성도 있다. 이 경우에는 일용직 근무자의 인건비, 공사를 위해 빌렸던 장비에 대한 비용이 발생한다. 공사도 연기되는데 업체 입장에서는 치명적이다. 영세한 협력사일수록 더 그렇다. 반대로 일용직 근로자 입장에서는 아쉬울 게 없다. 속이 타 들어가는 것은 관리자나 현장소장 등이다. 안전 사항이 위반될 경우, 관리자를 호출해서 이야기해야 하는데 그게 또 갑질처럼 보일 수도 있다. 일을 서두르다가 큰 사고가 발생하면 서로가 난처해지기 때문에 안전에 대한 규율도 외부에 비해 엄격한 편이다. 최근에는 사망사고와 같은 중대재해가 벌어지면 법적으로 엄청난 페널티를 받기 때문에 기업들이 긴장하고 있다.

2022년 1월 27일부터 적용되는 중대재해 처벌 등에 관한 법률에 따라 사고가 일어나지 않도록 사업주와 경영 책임자들이 재해 예방을 위한 대책, 안전과 보건에 대한 확보 의무를 다하지 않을 경우 징역과 벌금에 처할 수 있다.

'중대산업재해'라는 것은 ① 사망자가 1명 이상 발생한 경우 ② 동일한 사고로 6개월 이상의 치료가 필요한 부상자가 2명 이상 발생한 경우 ③ 동일한 유해요인으로 급성중독 등 대통령령으로 정하는 직업성 질병자가 1년 이내에 3명 이상 발생하는 경우를 말한다.

이런 법들이 생겨나기 전에는 안전에 대해 무관심한 사람들이 많았다. 그나마 기업들은 안전에 대한 중요성을 강조해왔으나 일상에서는 그렇지 않은 경우를 쉽게 볼 수 있다. 길을 가다가 집을 짓거나 상점의 간판을 수리하는 등의 작업을 할 때 안전모를 쓰지 않거나 썼더라도 턱끈을 제대로 매지 않는 경우가 많다. 높은 곳에 올라가서 일을 할 때도 안전 그네*를 착용하지 않은 경우가 대부분이다.

과거에는 건설작업들만 해도 발판이 없는 위험한 곳에서 맨몸으로 작업하는 경우도 종종 볼 수 있었다. 사다리도 일자로 펴서 사용하기도 하고, 안전화 없이 운동화만 신는 경우도 많았다. 안전에 대해 크게 의식하지 않고 일을 해온 근로자들도 기업 내부에서 작업할 때에는 모든 안전 사항을 지키기 위해 교육을 받는다. 교육을 수료한 사람만이 작업이 가능하고 회사 출입이 허락된다. 그 교육에는 응급구조사들이 직접 참여하기도 하고, 외국인 근로자가 들어오는 경우도 있어 영어로 된 자료를 만들기도 했다.

보통 기업에서 근무하는 EMT들은 방재** 소속인 경우도 많아서 소방 업무도 담당하게 된다. 소방에서 불을 끄기 위한 이론과 함께 시스

---

* 안전띠, 안전대. 고소작업 시 근로자가 떨어지지 않게 신체에 착용하는 안전보호구.
** 기업의 공장이나 건물의 소방시설물 및 화재발생을 대비한 각종 소방시스템을 관제하는 중앙통제실 등을 운영하는 부서.

템이 어떻게 되어 있는지, 화재 예방을 위한 일들은 어떻게 하는지 등 하나씩 배우는 것이다. 대기업의 경우 화재가 발생하면 감지기에 신호가 붙고 화재의 위치가 어디인지 상황실로 신호를 보낸다. 응급구조사들은 초기 대응을 위해 출동하며 소화기나 소화전 등으로 화재를 직접 진압하기도 하고 유관부서와 협력하기도 한다.

훈련은 매주 진행하고, 시설물에 대한 점검도 한다. 화재가 났을 때 불을 끌 수 있는 스프링클러는 천장 속에 소방배관들이 가지처럼 퍼져 있는데 그 줄기를 따라 분지되는 곳을 따라가면 층마다 알람밸브가 실 안에 놓여 있다. 물로 불을 끌 수 없을 땐 소화약제를 직접 뿌려야 한다. CO_2가 자동으로 발사되어 불을 끌 수 있는 CO_2 소화설비도 있다.

공장이 크면 클수록 중간에 선로가 끊기거나 신호에 문제가 생겨 고장이 발생할 확률이 높다. 그럼 고장이 발생한 위치에 직접 찾아서 수리해야 한다. 한동안은 응급구조사가 현장에 자주 나가는 것과는 별개로 대형 사고가 발생할 때를 대비해 상황실에서 대기해야 한다는 분위기가 형성되어 상황실 근무만 한 적도 있었다.

상황실 근무는 생각보다 굉장히 바쁘다. 다양한 방재시스템에서 알람이 울리고, 모니터 위로 나타나는 2천 개 이상의 CCTV 화면을 통해 공장의 모든 상황을 시시각각 관제할 수 있다. 시스템들의 알람 소리를 장시간 듣다 보면 '엠씨스퀘어[*]'를 켜놓고 공부하던 학창시절이 떠오르

---

* 1990년대에 수험생들 사이에서 폭발적인 인기를 끌었던 집중력 향상기.

곤 한다. 크고 작은 소리에 노출되다 보면 보통은 무감각해지지만 어떤 날이면 작은 알림도 크게 들리고 예민해져서 노이로제가 걸릴 것만 같았다. 119 상황실은 훨씬 바쁘겠지만 그래도 많은 유형의 신고가 접수된다. 회사에서 일어나는 모든 이슈사항이 포함되며 규모도 크고 사람도 많다 보니 다양한 일들이 접수되는데 다산콜센터**와 유사하다고 볼 수 있다.

전화접수는 보통 점심시간 전후로 많이 걸려오는데, 어떤 질문을 하더라도 웬만큼은 대답할 준비가 되어 있어야 한다. 중간중간 들어오는 각종 알람에도 대응해야 한다. 혹시라도 사고가 터지면 직접 출동하기도 하고 다른 인원이 출동하도록 장소와 사고에 대한 세부 정보를 무전으로 알릴 줄도 알아야 한다. 사람들이 대피해야 할 상황이거나 특이사항을 방송으로 내보내야 하는 경우도 있다. 대부분의 상황은 그에 맞는 시나리오가 정해져 있다. 요즘은 프로그램이 잘 되어 있어서 아나운서 목소리로 텍스트를 읽어주는 방송 송출이 가능해졌지만 예전에는 육성으로 직접 방송해야 했다. 표준어를 사용한다는 이유 하나로 내가 종종 맡기도 했었다.

이런저런 이슈들로 상황은 바쁘지만 동료들이 현장 작업을 마치고 돌아올 점심시간쯤 되면 전화벨 소리도 귀신같이 멈춘다. 그럼 상황실에서 편안하게 있는 것처럼 오해를 받을 수 있다. 특히 날씨가 덥거나

** 365일 24시간 상담 및 민원 접수 서비스를 제공하는 서울특별시 행정상담 전문 콜센터.

추운 날이면 실내에 있는 상황실 근무자가 상대적으로 '꿀보직(상대적으로 편한 보직)'처럼 보여질 수 있다. 다소 억울할 때도 있지만 매번 바쁘지 않은 건 사실이라 크게 신경쓰지 않는다. 현장도 끊임없이 일만 하는 것은 아니다. 밖에서 일한다고 꼭 힘들지 않다는 것도 안다. 그렇지만 사람들은 보이는 것을 믿는다. 오해받고 싶지 않았고 시간을 허투루 보내고 싶지도 않았기에 결과물을 만들어내야겠다는 생각을 했고, 업무적으로 부족하다고 생각되는 매뉴얼을 만들기 시작했다.

상황실 근무자가 전화로 문의해오는 질문에 대한 모든 답변을 유창하게 하기란 어렵다. 답안을 외울 만한 기억력도 안 되지만 물어보는 내용도 가지각색이다. 영어회화 문장 몇 개 외우고 해외여행 갔을 때 상황이 전부 달라 몇 마디 써먹지 못하는 것과 비슷하다. 그래서 꼼수를 낸 것이 엑셀 파일을 정리해서 소주제를 적고 링크를 넣어서 누르면 파일이 열리도록 만들었다. PC방에 갔을 때 바탕화면에 게임 종류마다 분류해서 몰아넣고 피파, 스타크래프트, 롤 등 항목을 누르면 게임이 실행되는 것과 비슷하다.

구급 관련 매뉴얼도 만들었다. 상황근무자가 환자에 대한 신고를 받았을 때 무엇을 물어봐야 하는지 필수항목들을 정하고 사고 유형에 따라 어떤 구급물품을 들고 가야 하는지 사진과 이름을 정리했다. 이송할 병원 정보도 리스트로 만들어 추가했다.

사고가 생겼을 때 신고하는 사람 입장에서 무엇을 해야 하는지에 대한 매뉴얼을 회사 전체 지도에 표현하여 출동 가능한 시간과 거리를 측정하여 표기했다. 장소가 어딘지 모를 때에는 소화전에 있는 단독 발신기를 누르고 입력된 화재신호를 통해 모니터에서 확인하여 정확한 위치를 응급구조사가 인식하도록 했다. 환자가 머무는 곳이 복잡해서 찾아가기 어려운 경우, 안내해 줄 인원을 출입구 쪽에 배치하도록 했다.

절단 환자가 생기더라도 기존에는 절단 키트를 사무실 냉장고에 보관했기 때문에 실제 대응 시 키트를 가져오기까지 상당히 많은 시간이 소요되었었다. 그래서 실온에 보관할 수 있고 언제든지 누르면 바로 냉각되어 사용할 수 있는 아이스 팩을 준비했다. 절단 키트도 예전에는 다회용 플라스틱 밀폐 용기에 보관했지만 요즘엔 아이스박스를 활용하고 있다.

높은 지위에 있는 사람이라고 모두 옳지는 않다

한번은 임원 중 한 명이 모든 직원들에게 긴급상황에서 빠르게 신고를 할 수 있도록, 휴대폰 바탕화면에 상황실 신고번호를 설치하도록 지시한 일이 있었다. 그때 하루 근무시간 동안 걸려온 전화만 100통이었다. 그중 99.9%가 잘못 눌러서 걸려온 전화였으며 실제 접수된 신고는 한 건도 없었다.

윗사람들은 자신의 말이 옳다며 밀어붙이지만 현실에서는 번거롭기만 할 뿐, 불필요한 명령이 많다. 그들은 생각한 바를 지시하지만 실무자들은 몸소 움직이며 실행해야 하기 때문에 현실성 없는 업무 지시로 받아들여지는 경우가 많다. 명분은 좋고 그럴 듯하지만 실질적으로 쓸모없는 것이 대부분이다. 그럼에도 옳은 말을 하지 않는 실무자가 많다. 이야기하는 순간 본인의 숙제가 되고 상사에게 찍히기만 하는 게 일반적이기 때문이다. 의사결정권자가 본인의 의견을 쉽게 낼 수 있는 수직적인 구조라면 사람이 바뀔 때마다 매번 같은 일은 반복된다.

때로는 한 사람의 용기 있는 발언이 수많은 사람의 힘과 수고를 덜어줄 수 있다. 자신의 의견을 자유롭게 이야기할 수 있는 직장에 다니고 있다면 그것만으로도 괜찮은 직장일 확률이 높다. 많은 사람들은 자신이 일하는 곳이 부당하고 좋지 못한 환경에 이상한 사람들로 가득하다고 느낀다. 그러나 일반적인 상식조차 통용되지 않는 직장들도 많다는 사실을 알아야 한다. 그땐 주변에 누가 있는지가 중요하다. 상황과 업무가 힘들더라도 같이 일하는 사람만 좋으면 함께 이겨내면서 성장할 수 있다. 그러나 사람 때문에 힘들다면 견디기 어렵다. 가족보다 더 오랜 시간을 같이 보내야 하는 사람들로부터 스트레스를 받는다면 이보다 더 어려운 일도 없을 것이다.

가끔씩은 상대에게 부정적인 감정을 직접적으로 드러내는 것도 괜찮다. 사람을 심적으로 괴롭히는 이들 중에는 의외로 본인이 타인을 힘들게 한다는 사실을 전혀 인지하지 못하는 경우도 많다. 나는 힘든데 정작 괴롭히는 당사자는 그 사실을 모른다면 얼마나 억울하고 화나는 일인가? 힘든 부분을 참을 수 있는 범위를 정해놓고 그 선을 넘었을 때에는 기분이 나쁘다는 표현을 직접적으로 해보자. 가령 나를 힘들게 하는 상대에게 할 말이 있으니 시간 좀 내달라 하던가, 고민상담을 의뢰하는 것처럼 말을 거는 것도 방법이다. 다짜고짜 감정부터 드러내면 상대방은 그 상황을 벗어나기 위해 사실을 부인하고 상황은 더욱 악화될 수도 있다.

상급자는 자신에게 고민과 걱정을 털어놓는 후배들을 좋아하는 심리가 있다고 한다. 이야기를 나누다 보면 내 생각과 다르게 상대는 악의가 없었다는 사실을 알게 될 때도 있다. 상처받고 있다는 사실을 정중히 이야기하고 난 뒤 서로의 입장을 이해하게 된다면 이전보다 더 좋은 관계로 나아갈 수도 있다. 만약 의사를 표현했음에도 불구하고 이전보다 더 괴롭히거나 행동에 변화가 없다면 원래 성격이 그럴 확률이 높다. 이때부터는 더 이상 마음을 주지 않는 것이 좋다. 나를 진심으로 대해주는 수많은 사람들을 두고, 나를 힘들게 하는 이들에게 정성을 기울일 필요는 없다.

출발선에 들어서서
바꿔야 할 것들

나는 축덕(축구덕후)이다. 유럽 국가별 축구팀과 선수들에 대해 훤히 꿰고 있음에도 실제로는 축구에 소질이 없다. 하루는 '위닝'을 PC에 설치했는데, 실제 축구경기를 하는 것처럼 패스의 힘 조절도 가능했고 그래픽도 좋았다. 선수들의 능력치를 내가 원하는 대로 올릴 수도 있었다. 그런데 순간 큰 좌절감이 몰려왔다. 나는 수년간 FIFA(피파) 온라인 축구게임에서 선수 능력치를 키우기 위해 수년 간 시간과 돈을 썼는데 게임에서는 그저 몇 번의 마우스 클릭으로 원하는 능력치를 얻을 수 있다는 사실이 너무나도 허무했다. 그 후로는 게임을 완전히 끊어버렸다.

30대가 되고 지난 대학생활을 돌이켜 보니, 게임을 하면서 보낸 시간이 너무나 아쉬웠다. '그 시간에 생산성을 늘릴 수 있는 일들을 했더라면 미래를 조금 더 다른 방향으로 앞당길 수 있었을 텐데…'라는 후회가 남았다. 그때부터 시간을 무언가와 바꿔야 할 때면 '생산성'의 유무를 우선적으로 고려하게 되었다. 게임 자체가 나쁘다고 생각하지는 않는다. 게임에도 생산성은 존재한다. 시간을 투자해서 '아이템'을 획득하고 그것을 '판매'하여 현물이 남을 수 있다면 그보다 좋은 게 어디 있겠는가? 내가 좋아하는 일을 하면서 동시에 이익도 남길 수 있다면 생산적인 일이라 할 수 있다.

+++

스무 살이 되었다는 것은 내 삶을 스스로 주도해 나가고 행동에 대해 책임을 져야 하는 시기가 되었다는 의미다. 입시를 위한 스트레스 해소도 필요하고 인생을 즐기는 행위도 당연히 필요하다. 그러나 가능하다면 정해진 목표에 도달하는 과정에서 필요한 '쉼'의 개념에서 다양한 것들을 즐기기를 바란다. 아무것도 할 일이 없다면 차라리 생각을 해라. 한 해 두 해 나이가 들다 보니 그저 흘려보내기만 했던 시간이 너무나도 아쉽다.

인생에서 '누구'를 만나는지도 굉장히 중요하다. 학교, 직장, 사회에서 만난 사람뿐 아니라 우연히 알게 된 이웃이나 지인들까지. 다시 말해 '나'를 둘러싸고 있는 사람들은 곧 나의 미래를 점쳐볼 수 있는 혜안이 되어주기도 한다. 어떠한 방식으로든 긍정적인 영감을 주는 사람, 경험이 풍부한 사람, 배울 점이 많은 사람, 긍정적인 사람, 관찰력이 뛰어나거나 끊임없이 도전하거나 조금은 무모해도 남들이 쉽게 하지 않는 일들을 시도해보는 사람들을 곁에 두면 좋다. 반면 부정적인 사람, 타인의 험담을 쉽게 하는 사람은 멀리해라. 부정적인 에너지는 전염력이 커 나의 에너지도 고갈시킨다. Give and Take가 안 되는 사람도, 자신의 필요에 의해서만 나를 찾는 사람도, 미래에 대한 비전 없이 허송세월하는 사람도 되도록 멀리하자. 이는 대학생활에서 뿐만 아니라 사회에서도 평생 적용되는 것들이다.

이때, 인간관계를 잃지 않기 위해서는 '거절하는 법'을 지혜롭게 쓸 줄 알아야 한다. 종종 타인의 부탁을 거절하는 행위를 어려워하는 이들이 있다. 본인의 실속도 챙기면서 누군가에게 도움도 줄 수 있다면 금상첨화겠지만 대다수는 그렇지 못하다. 남 좋은 일에 시간을 많이 쓰니 매번 본인의 일은 시간에 쫓겨서 하게 된다. 이런저런 이유로 거절을 해야 하는 상황에 놓인다면 최대한 정중히 하되, 핑곗거리를 만들어야 한다면 티가 나지 않게 하는 것이 좋다. 티가 조금 나더라도 '거절'을 해야 온전한 나만의 시간이 생긴다. 그렇게 생긴 시간을 TV나 SNS를 보면서 허비해버리면 인간관계만 나빠지고 얻는 것도 없다.

여유 시간이 있다면 그 시간은 '좋은 습관'들과 바꿔보기 위한 노력을 해보자. 지식과 간접경험을 채워줄 수 있는 책과 영화 그리고 음악도 좋다. 내가 설정한 목표와 연관하여 도움이 될 만한 일을 리스트로 나열해보고 시행해보자. 살면서 해보지 않은 것을 한 번씩 해보는 것도 의미 있는 일이다. 우리는 지금 조선시대 왕들도 누려보지 못한 발달된 기술과 문명사회를 살아가고 있다. 이런 시대에 태어났으니 해보지 않은 것들을 도전하는 것 자체만으로도 의미 있지 않은가.

응급구조사가
되는 방법

　전국에 있는 응급구조과의 교수진과 교과과정에 대한 분석을 입시생의 입장에서 해본 적이 있다. 고등학교를 갓 졸업한 학생들이 객관적으로 볼 수 있는 정보는 그리 많지 않았다. 그나마 가장 접근성이 좋은 대학교 홈페이지에서도 짤막한 학과 소개나 입시요강 외에는 크게 주목할 만한 정보를 찾기는 어려웠다. 아마 이것을 제외하면 대다수의 입시생들은 각 학교의 교수진과 선배들이 고등학교에 찾아와서 하는 입시설명회 및 학과 홍보, 지인들에게 들은 정보, 카페나 SNS 등에서 본 내용을 토대로 대학 정보를 얻을 것이다.

　통상적으로 학생들이 학교를 선택할 때에는 여러 조건들이 있다.

① 4년제 학사 or 3년제 전문학사(성적!)

② 집과의 거리(통학 여부, 기숙사 입관 가능 여부 등)

③ 각 학교별 해당 학과의 교수진

세 번째는 학생들이 쉽게 생각하지 못하는 부분이지만, 이는 매우 중요하다. 첫 번째와 두 번째는 개인의 선택에 맡기면 된다. 여기서 조금 더 상세히 이야기해보고자 하는 건 '교수진'이다. 일반적으로 관심이 가는 대학교가 생기면 포털에 대학 이름을 검색해본다. 그다음 대학교 홈페이지에 접속해 가고자 하는 학과의 상세 홈페이지로 한 번 더 접속한다. 학과 홈페이지는 입학생 모집을 위한 것이므로, 보기 좋게 구성되어 있다. 그리고 여기에는 공통적으로 주어지는 정보와 차별화된 정보들이 숨겨져 있다. 당연한 이야기겠지만 홍보 담당자는 알리고자 하는 대상의 좋은 면들을 보기 좋게 포장한다. 자부심이 있을수록 할 이야기도 많을 것이다. 그러나 이런 것만으로는 정확한 정보를 얻을 수 없기에 지금부터는 최대한 '객관적인 지표들' 위주로 이야기해보고자 한다.

우선 '교수 소개' 페이지를 열어보자. 교수들 사진과 이력 및 경력사항, 담당 과목들이 나와 있을 것이다. 대부분의 학교들은 교수진의 학위와 전공, 경력사항, 연구활동 등을 기재하고 있을 것이고 이를 내세우고 싶어 할 것이다. 그러나 만약 이러한 내용조차 없다면 홈페이지 담당자의 센스 부족일 수도 있겠으나 실제로 할 이야기가 많지 않은 경우일 수도 있다. 반대로 해당 분야에서는 이미 저명한 교수임에도 불구하고 연구실 전화번호나 기초적인 인적사항만 나와 있다면 대학에서 홈페이지를 위한 투자를 잘 하지 않았다는 증거가 될 수도 있다. 학생을 유치하기 위한 간판인 홈페이지조차 신경쓰지 않는다면 나머지 시설에 대한 투자는 얼마나 되어 있을까?

두 번째로 중요한 것은 교수진의 전공과 현재 담당하고 있는 교과목의 연관성이다. 물론 전공이 아니더라도 노력에 따라 준전문가적인 실력을 갖출 수 있고, 잘 가르칠 수도 있다. 일례로 현직 심폐소생술 강사들 중에서도 응급구조사가 아닌 분들도 많다. 사람을 살려 본 경험이 없음에도 현장에서 무수한 사람들을 살려낸 강사들보다 훨씬 더 생동감 있게 설명하는 강사들도 심심찮게 찾아볼 수 있다. 좋은 학위를 갖고 있는 것과 가르치는 건 별개의 영역이다. 그러나 생명과 관련된 분야는 다르다. 그것도 응급의학에 관련된 내용을 비전공자가 잘 가르칠 확률은 객관적으로 정의할 수 없겠으나 학생의 입장에서 대학을 확률적으로 선택할 필요는 없다. 재차 강조하지만 전임 교수진은 매우 중요하다. 어떤 경험과 이력을 쌓았는지 분석해보자. 내가 어떤 사람에게 배우고 싶은지를 미리 정리해본다면 더 좋은 선택을 할 수 있을 것이다.

세 번째로 고려할 사항은 교과과정이다. 각 학교별로 전공필수와 전공선택 분야는 어느 정도 구색을 갖춰놓고 있다. 그러나 교과편성이 비효율적으로 보이는 몇몇 대학들이 있었다. 4년제의 경우 전공과목 외의 교양과목은 학생들이 선택할 수 있지만, 3년제는 그럴 수가 없다.

따라서 이미 편성되어 있는 교과과정이 얼마나 실효성이 있는지를 따져보아야 한다. 학생의 입장에서는 특정 강의가 전공에 얼마나 도움이 되는지를 알기란 쉽지 않다(그런 생각조차 하지 않고 학교를 선택하는 경우가 대부분이기도 하지만). 학교마다 유사한 커리큘럼을 갖고 있으나 반드시 배워야 하는 분야를 정리해보자면 아래와 같다.

응급구조학 커리큘럼에 포함되어야 하는 과목

• 해부학	• 응급처치총론	• 내과응급처치학
• 생리학	• 특수상황응급	• 외과응급처치학
• 병리학	• 응급의료장비운영	• 전문심장소생술
• 약리학	• 응급환자평가	• 응급의료법규
• 외상학	• 소아소생술	• 소방학개론
• 기초의학	• 재난안전관리학	• 구급차 동승실습
• 법의학	• 일반응급처치학	• 응급의학 임상실습
• 의학용어	• 전문응급처치학	• 시뮬레이션 교육
• 공중보건학	• 응급구조학개론	• 보건통계학
• 심전도	• 응급환자관리학	

대학을 선택할 때 국시 합격률, 공무원 배출 수, 졸업생들의 진출 분야 등은 크게 중요하지 않다. 너도 나도 취업률 1등으로 홍보할 것이기 때문에 어디가 원조 부대찌개집이며 또 어디가 순대국밥 가게인지를 가리는 일과 다르지 않다. 교수들 입장에서는 다소 섭섭하게 들릴 수도 있겠으나 학생 시선에서 보자면 그렇다. 학교의 공보다는 개인이 노력한 대가에서 비롯된 결과가 훨씬 많기 때문이다. 이 말인 즉 대학

에서는 아무런 도움도 주지 않은 채 간판만 내거는 경우도 허다하다는 것이다.

다만 '국시 합격률'은 예외일 수 있다. 국가고시를 치르기 전까지는 사실상 학생에 대한 교수진의 관심을 가늠해보기란 쉽지 않다. 이때 일부 학생들은 '동아리'에 가입하거나 '스터디' 활동을 통해 필요한 정보를 얻기도 한다. 그러나 이미 경험해본 전공자 입장에서 보자면 너도나도 같은 우물 안 개구리일 뿐이다. 인간은 때때로 본인이 경험한 세상이 전부라고 착각한다. 그리고 누구나 자신이 한 결정이 잘못되길 바라는 사람이 없기 때문에 내뱉은 말을 합리화하는 것은 당연하다. 잘못된 정보도 교수가 우기면 경험이 부족한 학생들 입장에서는 믿을 수밖에 없다. 지나간 과거의 업적과 수치에 속지 말자. 어렵고 복잡하다 생각되는 문제들은 빨리 결정하고 벗어나려는 경우가 많다. 성급함은 늘 시야를 좁게 만드는 법이다. 천천히 결정해도 늦지 않다. 한 발자국 물러나서 나를 객관화시켜보는 연습도 필요하다. 내가 선택하고 살아야 할 인생이다. 다른 사람의 말을 전부 믿지 말고 성급하게 판단하지 말아야 한다. 여러 명의 조언이 일치하는지 검증해보고, 얻은 정보를 토대로 내가 잘 할 수 있는 일인지 충분히 고민해야 후회가 적다.

학교를 선택하고 개강을 하면, 학기 중에는 강의를 듣고 방학이 되면 병원과 소방 실습을 간다. 실습은 보통 2학년 방학부터 시작되는데 1학년 때 병원 실습을 가는 학교들도 있다. 소방 실습은 구급대원의 역할을 직접 수행하며 소방서의 분위기와 현장을 동시에 확인할 수 있는 좋은 경험이기 때문에 반드시 필요하다. 만약 내가 가고자 하는 학교가 소방 실습을 하지 않는다면 입학을 다시 한번 고민해볼 필요가 있다.

　이론과 실습을 끝내면 국가고시 대비를 위한 모의고사를 여러 번 보게 된다. 국가고시는 실기부터 진행되며, 합격 후 이론을 본다. 그렇게 3~4년의 시간을 거쳐 합격을 하게 되면 마침내 EMT로서의 자격이 주어진다.

연말행사와
의료지원

연말이 되면 회사 내에 있는 게스트하우스 로비에 CEO를 비롯한 모든 임원들이 모인다. 회사생활을 하면서 가장 많은 임원들을 마주하게 되는 순간이기도 하다. 여기에 관해 재밌는 기억이 하나 있다. 언젠가 EMT 소개가 끝난 뒤, 총무팀 직원이 우리들에게 다가와 이런 말을 했다.

"임원진 앞에서 스트레칭 시범을 보여주실 수 있을까요?"

대체 스트레칭과 EMT는 무슨 상관일까 하는 생각을 곱씹어 보았다. 차라리 체육 전공자나 조기축구를 즐겨하는 분들이 더 잘 알 텐데… 그렇지 않아도 나서는 것을 좋아하지 않는 내 성격에 임원진이라는 부담스러운 대상이 더해지니 난감했다. 느끼는 바가 별반 다르지 않앉을 동료들도 서로 눈치 보기에 바빴다. 몹시 부담스럽다는 눈짓이었다. 반면 감독자는 본인이 직접 할 리는 없으니 이참에 부서의 이름이라도 알려볼 심산으로 한번에 "오케이!"를 외쳤다.

얼떨결에 300명 정도 되는 임원들 앞에서 스트레칭 시범을 보이게 되었기에 등산화도 한 켤레 샀다. 눈에 보이는 복장도 중요하기 때문이다. 그리고 의료지원 가방 안에도 어떤 것을 넣을지 고민해 보았는데 실질적으로는 가볍게 가는 것이 좋겠으나 어떤 사고가 벌어질지 모르기에 여러 장비를 챙겼다. 구급가방도 평소에 잘 쓰지 않는 부피가 가장 큰 배낭 형태에 야간에 시야 확보할 수 있는 야광 띠가 둘러진 것으로 골랐다. 뇌심혈관질환이나 넘어져서 거동이 불편해지는 사고에 대비해야 한다. 전문 산악구조대가 아니기도 하고, 해발이 높은 산이 아니기 때문에 이송할 수 있는 길과 도움을 줄 스태프 확보도 필수였다.

산행 날이 다가오면 행사를 주체하는 사람들은 분주하게 움직인다. 새벽에 출발하기 때문에 어두운 등산로에 사고가 발생하지 않도록 미리 산행로 곳곳에 야광봉도 설치해놓아야 한다. 행사 시간이 가까워져올수록 고급 세단이 한 대씩 들어오며 임원들이 내린다. 임원들끼리는 안면이 있는지 전부 반갑게 인사하며 담소를 나눈다. 임원들은 따뜻한 커피나 차 한잔씩 하면서 몸을 녹인다. 파주의 겨울은 춥다. 온도가 낮을 때는 영하 20도 아래로 떨어지기도 한다.

겨울산행이다 보니 눈이 온 적도 여러 차례 있었다. 그때에는 미끄러지지 않도록 아이젠을 신발에 채우는 것이 좋다. 랜턴도 성능이 좋은 것으로 준비하고 혹시 몰라 생수와 손난로도 하나씩 더 챙긴다. 의료지원이니 쓸쓸하지 않게 산행을 같이 하면 좋겠지만 한 명은 산 아래 구급차에서 대기하고 한 명만 산으로 동행한다. 임원급 인사들은 자기 관리도 철저하기 때문에 평소에 운동이나 식단관리를 통해 건강을 유지하고자 노력하는 경우가 많다. 몇몇을 제외하면 대체적으로 건강한 편이라 환자가 발생하는 일은 거의 없지만 그래도 혹시 모를 사고를 예방하기 위해 며칠 전부터 알아봤던 스트레칭을 진행한다. 부드럽지만 단호하게 구령을 넣어가며 여러 가지 동작들을 반복한다. 개인의 건강을 위해 하는 것이니 모두 적극적인 편이지만 보통 CEO 주변에 있는 임원들이 특히 열정적이다.

누군가는 더 높은 분들께 눈도장을 받기 위한 몸부림을 보이기도 하고, 눈에 잘 띄지 않으려고 소극적인 태도를 보이는 분도 있다. 아무도 신경 쓰지 않고 자신이 주인공인 것처럼 당당한 분들도 있고, 좋은 에너지를 전파하며 주변 분위기를 밝게 만드는 분도 있다. 나도 작게나마 그 일원이 된 듯한 감정이 스쳐 지났다. 그러나 금세 현실로 돌아와서 무거운 가방을 주섬주섬 집어 들고 아무렇지 않은 표정으로 짊어진 채 산을 오른다. 중간까지는 너무 뒤처지지 않도록 속도를 내고 그 뒤부터는 가장 뒤처지는 분의 속도를 따라 정상까지 오른다. 앞서가다가 뒤에 환자가 생기면 다시 내려가야 하고, 앞선 일행 중에 환자가 생기면 빠르게 앞서 가야 하기 때문에 중간이나 2/3 지점이 가장 좋다.

임원분들과 함께 가기 때문에 직원들로부터 사내 문제점이나 지원이 필요한 부분 등을 어필해달라는 지령을 받을 때도 있지만 사실 새벽에 산을 오르다 보면 그런 대화를 할 기회는 거의 없다. 산 정상에 오르면 분지가 있는데 그곳에서 한 해가 잘 풀리기를 기원하는 고사를 지낸다.

산행 외에도 의료지원을 하다 보면 여러 가지 에피소드들이 생겨난다. 주최자들의 경험이 부족한 행사에 가면 세심하게 챙기지 못하는 경우들이 많다. 물이나 식사, 차량 제공 없이 지원만 요청하는 곳도 적지 않다. 몇 번 나가다 보면 익숙해져서 혼자 필요한 것들을 챙겨서 먹고 타고 하면 된다. 어떤 경우에는 스태프들까지 산 정상에 차를 이용해서 오르내리면서 중간에 안내해줄 인원을 배치하지 않아 행사 참가자들이 다른 등산로로 흩어져 내가 직접 인솔해서 내려온 적도 있었다. 비상연락망도 챙기고 문제가 생겼을 때 중간 지점에서 만나기로 사전 회의까지 진행했었음에도 발생한 일이었다.

이때 쓴소리하는 것이 싫어 그냥 넘어가면 다음에 똑같은 일이 일어날 수 있다. 나 혼자 경험하고 끝낼 수 있으나 그 뒤에 누군가 의료지원 나갈 때 부당함을 겪을 수도 있기에 필요한 사항에 대해 정중하되 단호하게 담당자에게 메일을 보낸다. 그리고 의료지원에 대한 요청 양식 및 사전 미팅에 대한 절차 등도 추가해서 만들었다.

+ + +

코로나 이전, 회사에서는 해마다 임직원의 가족들을 초대해서 어린이날 행사를 열었다. 드넓은 공간에 아이들이 탈 수 있는 기차, 로봇과 자동차 모양의 놀이기구, 대형 미끄럼틀과 트램펄린, 민속놀이세트 등이 설치되었다. 무료로 제공되는 먹거리 장터는 재미를 더하고 어린이들에게는 좋은 추억이 될 선물도 나눠준다. 강당에서는 연극, 애니메이션, 영화를 볼 수 있고 '도티' 같은 인플루언서가 초대되기도 했다. 자녀들은 자신의 부모가 일하는 회사에 놀러와 즐거운 시간을 보낸다. 나의 업무는 행사가 시작되기 수 일 전부터 기구나 장치를 설치하는 업체가 안전하게 작업하는지를 감독하는 일에서 시작된다.

어린이날이 쉬는 날이면 가족들과 함께 행사를 즐기면 되지만 만약 근무일과 겹치면 부서에서 운영하는 소방차와 구급차를 전시해야 하는데 아이들에게 인기가 좋다. 나는 대부분의 시간을 의료부스에서 보내는데 놀다가 넘어져서 팔, 다리, 손바닥 등에 찰과상을 입거나 손에 가시가 박힌 아이들이 많이 찾아온다. 두세 살쯤 되어 보이는 아기가 나무를 만졌는지 열 개가 넘는 가시가 손에 박힌 채 찾아왔다. 핀셋으로는 제거가 어려워 주삿바늘로 조심스럽게 가시를 제거했지만 하얀 피부에서 피가 퐉 하고 맺히기도 한다. 그러면 부모님들의 눈에서 나오는 레이저로 뒤통수가 따갑다. "어머" 하는 놀라움의 탄성이 엄마의 입에서 나오면 말 못하는 아기는 긴장감과 두려움에 울음을 터뜨린다. 그렇다고 부모와 떨어뜨리기엔 아직 너무 어리다. 남아 있는 가시만 해도 10개는 된다. 현장에서 치료하기 애매한 경우에는 부속의원이나 사외병원을 이용하도록 권하기도 한다. 그게 서로에게 좋다. 아이들이 보다 안정을 취할 수 있도록 사탕도 쥐어 주고 반창고도 귀여운 캐릭터가 그려진 제품을 사용한다.

한번은 각 공장별로 사원들의 사기를 높이기 위해 체육대회를 진행했다. 부서별 축구 대회가 열리기도 하고, 노동조합 주최로 전 사원을 대상으로 한 체육행사도 있다. 이런 모든 행사에 EMT로서 의료지원을 나가서 현장에 대기를 한다. 행사 이전에 안전 사항도 체크하지만 발생했을 때 장소별 이송해야 할 병원 종류, 거리, 위치 등 정보도 확인해야 한다. 축구는 생각보다 거친 스포츠로 여사원들이 응원하는 현장에서 남자들의 전투력은 30% 이상 상승하기 때문에 거친 몸싸움이 벌어질 수 있다. 선수들끼리 부딪히거나 발목 부상의 위험성이 있으니 주의해야 한다.

어떤 해에는 최초로(?) 연말 행사를 산행이 아닌 바다에서 한다는 안내가 있었다. 강릉에 있는 리조트를 빌려서 간다는 소문도 돌았다. 드디어 고향을 갈 수 있나 싶었더니 근무조가 달라 선배가 의료지원을 나가게 되었고, 갑자기 코로나 시국이 되면서 몇 년째 행사가 없다.

💡 응급구조사의 업무범위 및 응시자격

현장의 조율사

'First there, last out'

가장 먼저 들어가 가장 늦게 나온다.

공군 공정통제사(Combat Control Team, CCT)는 대한민국 초엘리트팀으로 20~30명 정도로 편성된 소수정예부대이다. 2021년 8월 아프가니스탄 '미라클 작전'을 수행하며 391명의 아프가니스탄 조력자들을 구하면서 국민들에게 많이 알려졌다.

공정통제사는 수송기가 안전하고 정확하게 물자와 병력을 투하하도록 유도한다. 공수부대, 낙하, 수송, 투하 작전의 등대 역할을 한다. 공중, 육상, 수상, 수중 등 모든 종류의 침투를 할 수 있어야 한다. 뿐만 아니라 생환훈련, 산악지형 극복, 독도법, 응급구조사, 항공교통 관제사, 어학능력까지 겸비해야 한다.

부사관 후보생 교육 12주, 항공관제 교육 16주, 1년간 자체 교육 3년간 육해군 특수부대, 해병대 등 위탁 교육되어 교육을 이수한다. 이들은 항공관제뿐 아니라 공중 및 수상 침투, 폭발물 조작 및 설치 등 양성하는 데 약 7년이 소요된다. 이외에도 공군 기초교육 1년, 3년간 특전사의 특수전학교, UDT 위탁 교육, 야간 산악 고지 이동. 침투, 교전, 탈출 등을 수행한다.

일반적으로 '응급구조사'는 안전사고나 개인 질병 등에 의한 환자를 현장에서 응급처치 한 후 병원으로 이송하는 의료종사자를 의미한다. 그렇지만 나는 응급구조사를 '현장의 조율사'라고 표현하고 싶다. 조율의 사전적 의미 중 첫 번째는 악기, 특히 건반 악기나 현악기의 음을 표준음에 맞추어 고르는 일을 말하며, 두 번째는 문제를 어떤 대상에 알맞거나 마땅하도록 조절하는 것이다.

응급구조사는 현장·이송·의료기관 등에서 상담, 구조, 이송 등의 응급처치 업무를 수행하는 역할을 한다. 특수부대인 공정통제사처럼 현장에서 안전을 확보하고 환자의 상태를 파악하며 생명유지에 필요한 응급처치를 진행하며 때로는 현장을 통제하며 병원으로 이송한다. 응급구조사가 현장에서 시행하는 응급처치는 자격에 따라 구분이 되며 아래와 같다.

응급구조사의 업무범위(제33조 관련) '25.1.1 시행

〈1급 응급구조사의 업무범위〉

가. 심폐소생술의 시행을 위한 기도유지_ 기도기(airway)의 삽입, 기도삽관 (intubation), 후두마스크 삽관 등을 포함한다.

나. 정맥로의 확보

다. 인공호흡기를 이용한 호흡의 유지

라. 약물투여 : 저혈당성 혼수시 포도당의 주입, 흉통시 니트로글리세린의 혀아래(설하)투여, 쇼크 시 일정량의 수액투여, 쇼크 시 일정량의 수액투여, 천식

발작 시 기관지확장제 흡입

마. 심정지 시 에피네프린 투여

바. 아나필락시스 쇼크 시 자동주입펜을 이용한 에피네프린 투여

사. 정맥로의 확보 시 정맥혈 채혈

아. 심전도 측정 및 전송 (의료기관 안에서는 응급실 내에 한함)

자. 응급 분만 시 탯줄 및 절단 (현장 및 이송 중에 한하며 지도의사의 실시간 영상의료

　　지도 하에서만 수행)

차. 제2호의 규정에 의한 2급 응급구조사의 업무

　　1급 응급구조사 업무는 1급 응급구조사만 행할 수 있고 의사의 지도하에 이루어
져야 한다. (구두, 전화, 무전 등). 단, 급박한 상황에서 통신이 불가능한 상황이면 의
사의 지시 없이도 응급처치 수행을 할 수 있다.

〈2급 응급구조사의 업무범위〉

가. 구강 내 이물질의 제거

나. 기도기 (airway)를 이용한 기도유지

다. 기본 심폐소생술

라. 산소투여

마. 부목·척추고정기·공기 등을 이용한 사지 및 척추 등의 고정

바. 외부출혈의 지혈 및 창상의 응급처치

사. 심박·체온 및 혈압 등의 측정

아. 쇼크방지용 하의 등을 이용한 혈압의 유지

자. 자동심장충격기를 이용한 규칙적 심박동의 유도

차. 흉통 시 니트로글리세린의 혀아래(설하) 투여 및 천식발작 시 기관지확장제

흡입(환자가 해당약물을 휴대하고 있는 경우에 한함)

2급 응급구조사 업무는 경미한 응급처치로 분류되어 1~2급 모두 할 수 있고 응급구조사 단독으로 행할 수 있으며 의사의 지시가 필요하지 않다. 현재에는 의사의 지시를 받지 않고 단독으로 시행하는 응급구조사의 업무가 제한되어 있으나 교과과정에서는 미국의 응급구조사들이 시행하는 모든 술기를 배운다. 구급활동을 하는 동안에는 스스로의 안전을 지키기 위해 보호장비를 착용하고 원활한 응급처치가 가능하도록 구급차를 비롯하여 구급장비와 물품들을 점검한다. 출동하는 현장이 화재나 화학사고, 폭발이나 위험물질 누출사고, 추락사고, 감전사고 등의 산업재해와 교통사고 현장, 범죄현장일 수도 있다. 전문가로서 위험물로부터 동료와 환자, 주변인들의 안전도 동시에 확보할 줄 알아야 한다.

환자의 문제가 무엇인지 찾아내 적절한 응급처치를 시행하고, 치료는 구급차 내에서도 이루어진다. 때문에 응급의학과 관련된 모든 의학 지식들을 심도 있게 알고 있어야 한다. 손상유형과 정도, 질병의 특성들을 파악하고 그에 대한 처치 술기도 알

고 있어야 한다. 시행하는 행위나 정보를 보호자에게 설명할 줄도 알아야 한다. 현장에서 처치를 방해하는 사람들에 대한 통제도 병행해야 한다. 병원에 도착하여 환자에 대한 정보와 현장에서의 관찰 소견 등을 의료진에게 인계한다.

담당 응급구조사의 손을 거쳐간 환자들이 장애를 입거나 목숨을 잃게 되는 경우, 그에 대한 죄책감이나 우울한 감정에 대한 통제도 응급구조사의 몫이다. 노력의 유무와는 별개로 사건 사고에 대해 경찰 조사를 받을 수도 있다. 환자가 있는 현장에 투입되어 다양한 변수를 감내하고, 임무를 완수해야 하는 공정통제사처럼 맡은 역할을 수행했으면 한다.

응급구조사가 되기 위한 조건 / 응시자격

〈1급 응급구조사〉

❶ 대학 또는 전문대학에서 응급구조학을 전공하고 졸업한 자[*]

❷ 보건복지부 장관이 인정하는 외국의 응급구조사 자격인정을 받은 자

❸ 2급 응급구조사로서 실제 응급구조사 업무에 3년 이상 종사한 자[**]

[*] 단, 졸업예정자의 경우 이듬해 2월 이전에 졸업한 자이어야 하며, 만일 동 기간 내에 졸업하지 못한 경우 합격이 취소된다.
[**] 단, 119 구급대, 민간이송업, 의료기관 등의 종사자에 한하여 경력을 인정한다.

〈2급 응급구조사〉

❶ 보건복지부 장관이 지정하는 응급구조사 양성기관에서 대통령령이 정하는

양성과정을 이수한 자*

❷ 보건복지부 장관이 인정하는 외국의 응급구조사 자격인정을 받은 자

응급의료에 관한 법률 제37조(결격사유)

다음 각 호의 어느 하나에 해당하는 사람은 응급구조사가 될 수 없다.

❶ 「정신건강증진 및 정신질환자 복지서비스 지원에 관한 법률」 제3조 제1호

에 따른 정신질환자.

다만, 전문의가 응급구조사로서 적합하다고 인정하는 사람은 그러하지 아니

하다.

❷ 마약·대마 또는 향정신성의약품 중독자

❸ 피성년후견인·피한정후견인

❹ 다음 각 목의 어느 하나에 해당하는 법률을 위반하여 금고 이상의 실형을 선

고받고 그 집행이 끝나지 아니하거나 면제되지 아니한 사람

---

* 단, 이수예정자의 경우 2급 응급구조사 응시원서 접수 당시 응급의료에 관한 법률 제36조 제
3항 제1호에 의한 응급구조사 양성과정을 이수 중에 있는 자에게 응시자격을 부여하되, 이듬
해 2월 이전에 이수가 확인된 자이어야 하며, 만일 동 기간 내에 이수하지 못한 경우 합격이
취소된다.

가. 이 법

나. 「형법」

다. 「보건범죄 단속에 관한 특별조치법」, 「지역보건법」, 「국민건강증진법」, 「후천성면역결핍증 예방법」, 「의료법」, 「의료기사 등에 관한 법률」, 「시체 해부 및 보존 등에 관한 법률」, 「혈액관리법」, 「마약류 관리에 관한 법률」, 「모자보건법」, 「국민건강보험법」 [제목개정 2011.8.4.]

응급구조사의 주요 근무처

- 소방 구급대원
- 해양 경찰
- 교정직 공무원
- 국립공원관리공단
- 보건직 공무원
- 의료기관
- 대학교 연구원

- 산업체 응급구조사
- 외국인학교 보건직 교사
- 체육 및 레포츠 관련 시설
- 미군부대
- 한국마사회
- 응급환자 이송업
- 국방부 의무부사관

- 항공구조대
- 한국공항공사
- 인천공항공사
- 대학교수
- 응급처치 강사
- 안전보건 강사
- 기타 공기업

각 분야마다 배워야 하는 전문적인 지식들은 다르다. 응급의학에 대한 전문성을 가진 채 다른 분야에서도 지식과 경험을 쌓아가야 한다. 그 분야에서 성실하게 노력하고 두각을 나타낸다면 자신만의 업무분야를 개척할 수 있는 기회가 생길 것이다.

(제2장)

뭣이 중한디?

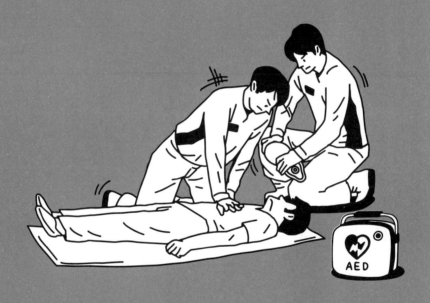

시간 낭비를 줄이는
'실전 노하우'

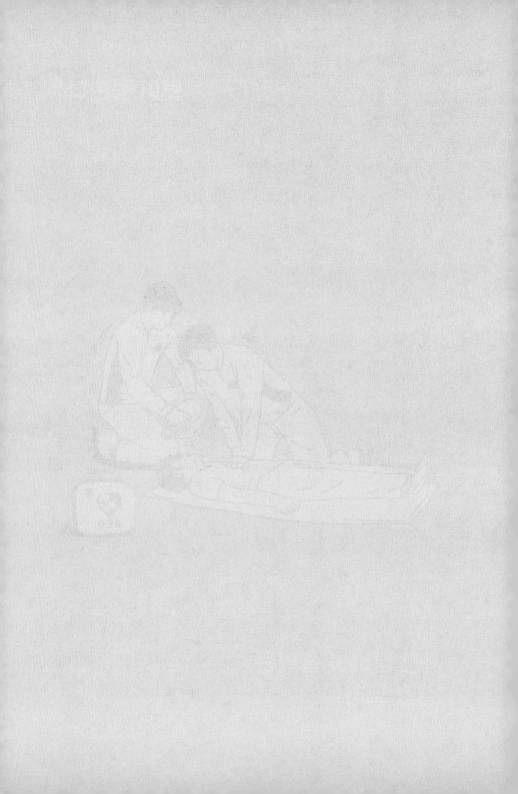

현장을
파악해보다

"우리나라는 어떤 나라인가?"

수도권을 비롯하여 지방의 소도시까지 도로와 철도가 발달되어 있고 지하철 시스템도 훌륭하다. 인터넷 인프라도 세계 최고이며, 의학도 발달되어 있다. 군사력과 기술력도 두루 갖췄으며 교육열도 높다. 돈만 있으면 살기 좋은 나라임은 분명하다.

"우리나라는 안전한 나라인가?"라고 묻는다면 어떨까?

하루에 적게는 2만 건, 많게는 2만 5천 건의 사건 사고가 발생한다. 여기서 말하는 사건 사고란 도로 교통, 화재, 등산, 수난, 붕괴, 해양, 추락, 자전거, 농기계, 산불, 전기감전 등을 의미하며 이는 많이 발생하는 사고순이다. 응급구조사는 끊임없이 발생하는 사고들을 숙명적으로 마주할 수밖에 없는 직업인 것이다.

소방 구급대원들은 해마다 약 200만 건 이상의 신고 접수를 받고 150만 명 이상의 환자를 응급실로 이송한다. 전국으로 따지면 하루당 이송 건수는 4,300건이 넘는다. 그러나 우리가 가는 현장은 안전이 보장되지 않는다. 교통사고가 날 때면 자동차는 형체를 알아볼 수 없을 정도로 찌그러져 있고, 그 안에는 빠져나오지 못해 껴 있거나 신체부위가 잘려나간 사람들을 보는 일도 잦다. 뜨거운 화염과 함께 목구멍이 막혀 숨 한번 쉬기 어렵게 만드는 연기 속에서 발견된 사람들, 공사 현장에서 안전보호구를 제대로 착용하지 않고 단단하고 차가운 바닥 아래로 떨어져 버린 사람들까지. 아직도 잊히지 않는 장면들이 무수하다.

- 등산 중 발을 헛디뎌서 절벽 아래로 미끄러져 굴러떨어진 사람들
- 익사해버린 사람들
- 낚시용 그물망을 끌어올리다가 쇠사슬에 손이 끼어 뭉개져버린 사람들
- 신체 일부가 산업용 기계나 장비들 틈에 끼거나 부딪혀 형상을 알아볼 수 없게 된 사람들
- 건물이 붕괴되어 콘크리트와 철근 사이에 몸이 껴버리거나 관통해버린 사람들
- 보호 장비 없이 화학물질을 만져서 죽은 사람들
- 수만 볼트의 전기에 노출되어 신체부위가 감전되어 타버린 사람들
- 농기계나 공장의 움직이는 컨베이어나 벨트에 신체부위가 끼거나

잘려나간 사람들

• 자동차나 지게차에 치이거나 말려버린 사람들

사고는 언제나 순식간에 벌어진다. 그리고 응급구조사들은 환자가 발생하면 어디든 출동한다. 환자의 상태가 어떤지, 사고가 벌어진 장소와 시간은 어딘지, 현장에 있는 환자의 수는 몇 명인지, 다친 이유가 무엇인지, 성별이 어떠한지, 연령대는 어느 정도인지, 걸을 수 있는지 없는지. 크고 작은 정보 하나하나가 중요하다. 장소와 환자의 상태에 따라 챙겨야 할 구급 장비가 다르기 때문이다.

문제는 막상 현장에 가보면 전달받은 내용과 다른 경우가 허다하다는 것이다. 실제 마주하게 된 환자가 신고 받았던 상황에 비해 좋은 상태라면 다행이겠으나 그렇지 않은 경우가 더 많다. 상황실에서 신고를 받는 사람들의 역량이 굉장히 중요한 이유도 이 때문이다. 현장 경험이 없는 사람들이 그 자리에 있을 경우, 중요한 정보를 알아내지 못하거나 융통성 없는 지령이 떨어질 확률이 높아진다. 현장에 출동하는 사람들의 입장에서 생각하는 일이 어렵기에 '뭣이 중헌디'를 모른다. 그 답답함을 처리하는 건 전적으로 출동해 있는 사람들의 몫이다. 특히 '장소'를 잘못 알려주는 것만큼 최악인 것도 없다. 분초를 다투는 싸움에서 장소를 잘못 알려준다는 것은 아군이 있는 곳에 포탄을 투하하는 것과 같다. 사람의 에너지는 한계가 있다. 긴장감을 갖고 현장에 갔는데 환자를 찾지 못했을 때 불안감과 공포감은 냉정한 판단력으로 현장을 처리해야 하는 사람들에게는 정신적으로도 체력적으로도 큰 부담이다.

상황실 근무자의 역할이 곧 심정지 환자의 생사를 결정한다. 이처럼 모든 사건과 사고에서는 최초의 신고자가 주는 정보를 정확하게 되묻고, 적절한 인력을 투입하는 것이 절대적으로 중요하다. '센스'가 있는 사람은 때와 장소를 불문하고 어디서나 필요하다. 반면, 신고 받은 대로 정확하게 인지했고 지령을 제대로 내렸더라도 현장에 가면 전혀 다른 상황이 벌어질 때도 있다. 일반적으로 신고를 하는 사람이 상황을 명확하게 전달하는 경우는 잘 없다. 대부분이 횡설수설한다. 입장을 바꿔놓고 생각해 보면 신고자도 두렵고 떨리는 상황에서 큰 용기를 냈을 것이다.

> "당황하셨을 텐데, 이렇게 신고해 주셔서 감사합니다. 저희가 빠르게 현장으로 갈 테니 조금만 더 침착하게 상황을 최대한 알려주시면 좋겠어요!"

신고 전화를 받게 된다면, 이러한 말 한마디를 먼저 해준 다음 필요한 질문들을 해보면 더욱 원활한 의사소통을 할 수 있을 것이다. 환자가 발생한 현장은 직접 눈으로 보기 전까지는 상태를 파악하기 어렵다. 때문에 가능하다면 과하다 싶을 정도로 많은 장비를 챙겨 가는 것을 추천한다. 현장의 안전은 다른 사람이 챙겨주지 않는다. 타인의 말에 의존하기보다는 실질적으로 어떤 위험이 뒤따를지 미리 인지하고 있어야 나와 동료의 안전을 보장할 수 있다. 보통 규모가 큰 사고 현장에는 위험도에 따라 구역을 설정한다. 이때는 구조되는 환자만 확인하면 되지만 실제로 현장에서 구조와 구급이 병행되어야 하는 경우도 많다.

이차적으로 발생 가능한 사고 위험에 대한 체크도 놓쳐서는 안 된다. 장소마다 체크 포인트가 다르기 때문에 평소에 공부를 많이 해둬야 한다. 출동한 현장이 공장일 경우, 셔터가 개방되어 있을지라도 그 아래를 지나다니는 것은 위험하다. 셔터는 종류도 다양하지만 공장의 규모가 클수록 무게도 무겁고, 바로 낙하하기라도 하는 경우에는 안전장치가 있음에도 사람이 껴버리는 사고로 이어질 수도 있다. 교통사고 현장에서는 뒤쪽에서 오고 있는 차량이 충돌하지 않도록 차량을 통제할 인원을 배치하거나, 사고 현장을 지나쳐야 하는 차량들의 시야를 확보해 주어야 한다. 경광등이나 삼각대를 이용하는 것도 좋지만 환자에게 집중해야 하므로 주변 사람들이나 경찰관에게 도움을 요청해보자.

건설현장에서 발생하는 사고들은 중증외상으로 이어지는 경우가 많다. 특히 추락사고는 다발성 외상의 유형을 보이기 때문에 챙겨야 할 물품들도 많고 상황도 다양하다. 주변 인원 통제도 필요하지만 근로자에게 환자를 이동시키거나 물품을 옮길 때 도움을 요청할 수 있다. 천정이나 공사용 발판 등이 있다면 추가적으로 떨어질 위험이 있다. 공사현장에서는 위에서 떨어지는 공구나 구조물에 의해 다칠 수도 있으므로 주의가 필요하다.

환자가 위험한 구조물 위에 있다면 구조가 먼저 필요할 수 있는데 주위에 있는 체인블록*이나 호이스트** 등을 활용할 수도 있다. 때때로는 주어진 상황 속에서 환자의 생명을 구해야 하기도 한다. 반면, 눈에 보이지 않는 가스나 전기 그리고 화학물질 등은 언제든지 위험요소가 될 수 있다. LPG, LNG 외에도 독성 가스 종류들도 많이 있다. 현장을 잘 모르는 경우에는 출동한 곳에서 근무하는 현장 근로자와 동행하여 필요한 정보와 위험점을 파악한다. 가스나 화학물질은 주로 배관과 배관 사이를 잇는 공간인 플랜지 부위에서 누출 위험성이 있으므로 주의하고 밸브가 차단되어 있는지 확인해야 한다. 전기의 경우에도 차단기가 내려가 있는지 확인해야 한다. 밸브나 차단기가 차단되었다는 이야기를 들어도 실제로는 그렇지 않은 경우도 있으니 직접 확인해보는 것이 바람직하다.

화학물질의 경우 MSDS 물질 안전보건자료를 통해 어떤 특성을 갖고 있는지 알아야 한다. 신체에 노출된 경우에는 흐르는 물로 20분간 충분히 씻겨주어야 한다. 피부독성물질의 경우 이송 전에 씻겨내는 것이 중요하다. 어떤 물질은 물과 반응하여 발열을 일으키기도 한다. 물이 닿는 행위 자체가 피부 손상을 야기할 수도 있다는 의미다.

화학사고 전문가 교육 때, 전공 교수들에게 들은 바로는 물을 뿌리지 않고 남아 있는 경우 손상이 더 클 수 있기에 다량의 물로 물질을 전

---

* 도르래, 톱니바퀴, 쇠사슬 따위를 조합시켜 무거운 물건을 달아 올릴 수 있도록 한 기계.
** 비교적 가벼운 물건을 들어 옮기는 기중기의 하나.

부 씻겨내는 것이 발열반응으로 인한 손상보다 낫다고 한다. 만약 피부독성을 가진 화학물질에 신체가 노출된 환자가 의식이 없다면 현장에서 심폐소생술을 진행해야 한다. 심폐소생술을 하는 처치자는 의복을 최대한 제거하고 가슴압박을 하는 동안 자신도 바닥에 있는 화학물질이 바지로 스며들 수 있기에 바닥에 무언가를 까는 것을 추천한다. 환자의 보온과 방수 효과를 고려할 때 우주담요***가 유용하다. 가볍고 보온효과도 뛰어난데 가격도 저렴하다.

압력용기나 탱크 등의 겉면이 찌그러져 있다면 폭발 위험성이 잠재되어 있는 것이므로 즉시 현장을 벗어나는 것이 좋다. 환자가 있다면 안전한 곳으로 이동 후 응급처치를 진행하는 것이 좋다. 화재현장에서 연기의 이동 속도는 계단실 안의 수직 이동 속도가 초당 3~5m나 된다. 이는 수평방향의 확산속도인 초당 0.5~1m보다도 빠르다. 화재 시 천, 손수건, 수건 등으로 입을 막는 것이 굉장히 중요하다.

사고 현장 자체를 통제해야 하는 상황도 벌어질 수 있다. 대피 요령을 알려주고, 또 대피한 사람들의 건강상태도 간단하게 체크해야 할 때도 있다. 활력징후와 산소포화도 정도를 살피고, 필요시 산소처치를 하며 이송해야 할 경우가 있다. 이때 중증 환자가 아닌 경우도 많기 때문에 약국이나 인터넷 쇼핑몰에서 판매하는 휴대용 산소캔을 구비해뒀다

*** 알루미늄 코팅을 한 특수 비닐 시트.

	기준(1일당)
제7호	총 2시간 이상 지지되지 않은 상태에서 4.5kg 이상의 물건을 한 손으로 들거나 동일한 힘으로 쥐는 작업
제8호	10회 이상 25kg 이상의 물체를 드는 작업
제9호	25회 이상, 10kg 이상의 물체를 무릎 아래에서 들거나, 어깨 위에서 들거나, 팔을 뻗은 상태에서 드는 작업
제10호	총 2시간 이상, 분당 2회 이상, 4.5kg 이상의 물체를 드는 작업
제11호	총 2시간 이상, 시간당 10회 이상 손 또는 무릎을 사용하여, 반복적으로 충격을 가하는 작업

표 1. 근골격계 부담작업

가 나눠주면 유용하게 쓰일 수 있다.

환자를 이송할 때 구급가방을 비롯하여 현장에 가져왔던 제세동기, 기계식 심폐소생술 압박 장치, 휴대용 흡인기, 자동식 산소호흡기 등 많은 구급물품들을 매고 환자를 싣게 된 들것까지 들려면 체력이 좋아야 한다. 근골격계 손상에 항상 노출되어 있다고 봐도 과언이 아니다. 특히, 국립공원이나 산악지역에서 근무를 하는 국립공원관리공단 소속의 EMT나 산에서 발생한 환자를 대응하기 위해 출동한 소방 구급대원들에게는 오랜 시간 동안 환자를 산에서부터 들고 내려와야 하기 때문에 미끄러지거나 넘어질 수 있는 부담감과 함께 근골격계 손상 위험에 노출되어 있다. 헬리콥터를 이용하여 항공 이송이 가능한 경우는 낫겠지만 애매한 곳에서 발생하는 환자의 비율이 훨씬 많다. 등산객들은 지

병이 있다면 되도록 낮은 곳만 가고, 넘어져서 부상이 발생하지 않도록 주의하고 스트레칭도 확실히 하는 것이 좋다.

해수욕장에서 수영을 하거나 낚시를 하다가 미끄러지거나 사진을 찍다가 방파제 옆 큼지막한 돌 사이에 빠지는 경우도 있다. 이외에도 조업을 하다가 다치기도 하는데 생각보다 상처가 깊은 케이스가 많다. 이때, 배를 타고 육지로 나와야 하는데 당연히 육지에서 이송하는 시간보다 훨씬 오래 걸린다. 이송 시간이 긴만큼 현장에서는 전문적인 응급처치가 이루어져야 한다. 그런데 이 상황에서 예상치 못한 부담이 생길 수 있다. 사람마다 다르겠지만 낯선 사람과 대화하는 것이 어려운 유형의 사람이라면 구급차 안에서 환자와 대화하는 것이 어색하고 민망할 수 있다. 보통은 환자를 이송하는 데 20~30분가량 소요되지만 배를 타는 경우에는 4시간에서 6시간 혹은 그 이상이 걸릴 수도 있다. 침묵이 곤욕이 될 수도 있는 것이다. 재차 강조하지만 어떤 상황이든 혼자서 모든 것을 해결하지 않아도 괜찮다. 잘 모르는 것은 현장에서 만난 사람들에게 물어보고, 그들의 말과 나의 지식을 함께 따져보며 추가적인 위험을 확인하는 것이 바람직하다. 그다음 안전이 확보되었음을 확인하고 접해야 한다.

도전을 위한 준비:
자가 진단과 대학 분석

EMT가 된 이들은 어떠한 이유로 응급구조사가 된 것일까? 모든 케이스를 이야기할 수는 없겠으나 응급구조사가 잘 맞을 수 있는 성향은 유추해볼 수 있다. 모두 고등학생 때 '진로적성검사'라는 것을 해본 기억이 있을 것이다. 이 검사를 통해 개인의 잠재력과 성향뿐 아니라 어떠한 직업을 가져야 하는지도 대략적으로 짐작해볼 수 있다. 이때 진학하면 좋은 학과나, 가지면 좋을 직종이 보건의료 분야일 경우 EMT가 되는 것을 생각해볼 수 있다. 이외에도 부모님이나 담임선생님, 친척이나 형제자매의 권유로 선택하는 경우도 있으며, 병원이나 환자 이송 업무를 해본 결과 더 깊게 공부하기 위해 선택을 하는 경우가 많다.

응급구조과 재학생들에게 물어보면 우연한 기회에 구급대원이 환자가 발생한 현장에서 응급처치를 하는 상황을 목격했고, 그것이 멋져 보이고 남을 도와줄 수 있는 보람된 직업인 것 같아 선택하게 되었다고 말하는 경우가 많았다. 간호과와 고민하다가 결정했다는 학생들도 제법 있었다. 여기서 한 가지 염려되는 부분은 여러 가지 이유로 응급구조사가 되기를 원했지만, 실제 현장에서 일을 하게 된 이후에도 응급구조사라는 직업에 만족할 수 있을까? 하는 것이다. 학생들이 생각하는 만큼 낙관적이고 도전해볼 만한 직업이냐고 묻는다면 긍정적인 대답을 자신 있게 대답할 수 있는 현직 응급구조사는 많지 않을 것이다. 그 이유는 여러 가지가 있는데 요즘 말로 '케바케'이기 때문이다. EMT가 진출해 있는 분야는 상당히 많기 때문에 상황도 모두 다르다. 본격적으로 응급구조사 되기를 준비하기에 앞서 아래의 두 가지 질문에 스스로 답을 해보자.

Q. '응급구조과'를 선택한 이유가 성적, 집과의 거리 외에 있는가?
Q. '응급구조사' 자격 취득 후 내가 가고자 하는 길은 무엇인가?

자격은 하나지만 하는 일은 천차만별!

응급구조사는 소방공무원 구급대원, 대학병원/의료기관, 군 의무부사관, 법무부 교정직, 해양경찰, 기업의 부속의원/의무실, 환경/안전/보건 소속, 응급전문 이송업체, 국정원 요원, 보건소, 항공구조대, 레저스포츠 시설, 산림청 소속, 외국인학교 보건실, 응급처치 전문강사, 공항공사, 미군부대, 대학교수 등 진출해 있는 곳이 다양하다.

응급구조사가 되어 일을 하게 된다면 어떤 곳을 선택해야 할지에 대한 고민도 해봐야 한다. 가장 많이 진출하는 분야는 소방공무원 구급대원 및 의료기관인 병원이다. 국가 공무원이 되기 위해서는 2년 이상의 임상경력이 있어야 하므로 병원에서의 근무 경험이 필수다. 물론 병원에서 근무하면서 대학원도 다니고 공부를 하면서 기회가 된다면 학교 강의를 병행할 수도 있다. '심폐소생술' 교육 등 강의를 통해 부가적인 수입을 만들 수도 있다. 대학병원의 경우, 보통 정직원의 수가 한정되어 있지만 정직원으로 채용만 된다면 경제적으로도 안정적이다. 병원에서 운영하는 항공 구조대에 들어가거나 다른 곳에 파견되어 근무하는 방법도 있다.

임상 경력을 쌓은 뒤 타 직종으로 이직도 가능하다. 대부분이 소방구급대원이 되기를 원하지만 눈을 조금만 돌려보면 진출할 수 있는 분야는 무궁무진하다. 상대적으로 일반 채용 전형들에 비해 경쟁률도 낮은 편이다. 응급구조사나 의료인 내에서 경쟁하면 되기 때문이다. 산을 좋아한다면 국립공원 관리공단에서 일할 수도 있고, 수영에 자신 있다면 해양경찰도 생각해볼 만하다. 대학을 다니면서 라이프가드 자격을 취득할 수 있도록 교양과목에 아예 수영이 편성되어 있는 학교도 있다.

병원과 함께 임상경력을 쌓을 수 있는 응급전문 이송업체에 입사하여 병원 간 이송, 각종 체육시설, 경기장, 행사 등 의료지원 또는 직접 법인을 설립하여 운영할 수도 있다. 다른 사람을 가르치는데 소질이 있거나 관심이 있다면 응급처치 전문강사 또는 파트타임으로 일할 수도 있다.

<〈응급구조사 기관별 취업 현황(대한응급구조사 협회자료. 2020)〉

- 소방 관련기관 1급(9,157) 2급(12,565) 계 21,722

- 기타 국가기관 1급(405) 2급(1,451) 계 1,856

- 의료기관 1급(3,953) 2급(247) 계 4,190

- 응급 환자 이송업체 1급(1,395) 2급(821) 계 2,216

앞의 두 가지 질문이 정해지면 다음을 골라야 한다.

Q. 나는 어떤 대학을 선택할 것인가? (3년제 or 4년제)

내게 맞는 대학 선정하기

▌1급 응급구조사 양성기관

- 일반 대학교

• 가천대학교	• 강원대학교	• 건양대학교
• 경남대학교	• 경동대학교	• 경일대학교
• 공주대학교	• 광주대학교	• 나사렛대학교
• 남부대학교	• 남서울대학교	• 대구대학교
• 대전대학교	• 동명대학교	• 동신대학교

- 목원대학교
- 선문대학교
- 유원대학교
- 중부대학교
- 호남대학교

- 백석대학교
- 우석대학교
- 을지대학교
- 창신대학교
- 호원대학교

- 서원대학교
- 우성대학교
- 인제대학교
- 한국교통대학교

- 전문대학교

- 구미대학교
- 경민대학교
- 광양보건대학교
- 대동대학교
- 대전보건대학교
- 부산보건대학교
- 부천대학교
- 영진전문대학
- 서영대학교
- 세경대학교
- 제주한라대학교
- 충북보건과대학교
- 광주보건대학교

- 국립경국대학교
- 경인여자대학교
- 김해대학교
- 대림대학교
- 동의과학대학교
- 두원공과대학교
- 안산대학교
- 유한대학교
- 서정대학교
- 전주기전대학교
- 청암대학교
- 충청대학교

- 국제대학교
- 계명문화대학교
- 대구보건대학교
- 대원대학교
- 동남보건대학교
- 마산대학교
- 연성대학교
- 원광대학교
- 선린대학교
- 전주비전대학교
- 춘해보건대학교
- 포항대학교

▌2급 응급구조사 양성기관

- 강원소방학교
- 광주소방학교
- 인천소방학교
- 국군의무학교

- 경기소방학교
- 부산소방학교
- 중앙소방학교
- 해양경찰교육원

- 경북소방학교
- 서울소방학교
- 충정소방학교

대학교를 선택하는 기준은 크게 4가지로 분류할 수 있다.

① 학교에 입학할 성적의 범주 (수도권이나 학교 네이밍)

② 집과의 거리 및 통학의 가능 여부

③ 전문대(3년제), 4년제인지 여부

④ 국립인지 사립인지 여부

그 외 수도권과 가까운지, 통학버스는 운행하지는지, 기숙사 등록이 가능한지, 학교의 규모 등을 고려해볼 수 있다. 한국사회에서 출신 대학의 이름은 중요한 가치를 갖는다. 대학의 명성에 따라 기회비용도 다르다. 간호과처럼 서울 상위권 대학에 과가 없다는 점이 크게 아쉽긴 하지만 그럼에도 불구하고 네임벨류를 확인할 필요는 있다. 그 외에는 학교가 아닌 개인차에 따라 운명이 달라진다.

▍대학교 선정 팁

입시 경쟁률, 취업률, 원활한 대학생활을 위한 집에서의 거리, 등록금 등은 대부분 고려하는 사항들이다. 추가적으로 입시생들이 잘 모르는 사항들은 다음과 같다. 간혹 대학마다 학과가 사라지는 경우가 있는데 해당 학과의 교수들까지 사직하는 경우는 많지 않다. 때문에 상대적으로 취업률이 높은 '응급구조과'를 개설한 뒤에 기존 비전공 교수들이 학과장이 되는 경우도 있다. 의학과 관련은 없으나 어느 정도 기본적인 해부/생리학을 배우는 체육전공의 교수들이 많다. 그 외에 전국의 모든 대학의 교수진을 비교해본 결과 전혀 다른 전공의 교수들도 있었다.

4년제는 전공선택과 필수과목을 제외하면 내가 원하는 과목과 시간으로 시간표를 짤 수 있다. 하지만 3년제는 정해진 시간표가 제공된다. 듣기 싫은 과목도 들어야 할 수밖에 없다. 각 학교마다 홈페이지에 학기별 시간표를 공개해놓으니 4년제 학교나 다른 학교 응급구조과와 비교하여 커리큘럼이 제대로 갖춰져 있는지 확인하자.

전공과목들은 대부분 비슷한 커리큘럼을 갖지만 조금 더 세분화되어 배우는지 보고, 교양과목도 응급구조학과 어느 정도의 연관성이 있는지 따져보자. 보통의 사람들은 앉아서 코 푸려는 경우가 많다. 내 앞길을 위해서 이 방향이 맞는지 남에게 묻지만 말고 직접 확인도 해봐야 한다. 내가 원하는 학교나 학과라면 직접 찾아가서 확인해보는 정도의 정성은 기울이는 게 좋다고 생각한다.

학교의 시설이 충분한지, 학교 캠퍼스의 분위기는 어떤지, 강의실이나 실습장은 잘 갖춰져 있는지 눈으로 확인해라. 여건상 힘들다면 온라인 커뮤니티도 충분히 발달되어 있으니 재학생이나 졸업생 선배들에게 물어봐라. 한 명에게만 묻지 말고 10명에게 물어본 다음에 통계를 내서 분석해봐라. 바로 답이 나온다. 실습 시설, 품목, 소모품을 자유롭게 쓸 수 있어야 한다. 그 과정을 영상과 사진으로 찍어라. 사진을 찍어서 블로그와 썸네일로 쓰고, 영상은 유튜브에 올려라. 이것만으로도 훌륭한 콘텐츠가 될 수 있다. 나와 같은 궁금증을 가진 사람들의 시간을 아껴주면서 나는 구독자를 얻을 수 있다. 내가 움직이는 시간을 아까워 말자. 거기서 생산적인 일을 추가하면 손해가 아니다.

대입 및 취업면접
파헤치기

21년 10월 어느 오후, 응급구조과 수시 1차 비대면 면접관으로 참여할 기회가 있었다. 난생처음 비대면 면접이라 그런지 면접을 보러 온 사람마냥 긴장되었고 또 한편으로는 기대되었다. 모니터를 켜자 한 조를 이룬 4~5명의 학생들이 보였다. 컴퓨터 너머로 보이는 학생들의 표정과 앉은 자세만으로도 그간 얼마나 준비했는지, 지금 얼마나 간절한지를 느낄 수 있었다.

이제 막 사회로 첫발을 내딛으려 하는 모습이 참 아름답다고 생각되었다. 합격과 불합격을 결정짓는 자리이기도 하지만, 나의 후배가 될 수도 있는 학생들이었기에 더욱 집중할 수밖에 없었다. 한정된 시간 내에 다수의 인원을 인터뷰해야 하는 상황에서 가장 중요한 것은 질문 내용이다. 면접관에게는 여러 가지 질문이 적힌 리스트가 주어졌다. 인성을 확인해볼 수 있는 질문, 과를 지원하게 된 동기를 알아볼 수 있는 질문, 학과에 적응할 수 있는지를 체크해볼 수 있는 등 3~5개 정도의 핵심 질문이 이어졌다. 하나의 질문당 각각의 학생들이 답할 수 있는 취업 면접과 비슷했다.

비대면과 대학 면접이 만나니 학생들이 면접을 보고 있는 장소도, 의상도 천차만별이었다. 자동차 내부, 카페, 학교 교실, 집 등 참으로 다양했다. 아마도 많은 학생들이 학교 홈페이지에서 학교와 학과 정보를 검색해보고, 면접을 준비했을 것이다. 그 과정에서 한두 번쯤은 인터넷이나 유튜브에 만연한 "면접 대비, 이렇게만 하면 수시합격!"과 같은 게시물을 보게 될 것이다. 거기서 흔히 강조되는 것으로는 태도와 인사, 의상, 자신감 등이다. 틀린 말은 아니나 비대면 면접이었기 때문에 장소와 의상의 중요도는 여느 때보다는 떨어졌다. 핵심은 답변하는 태도와 진정성이다.

면접관마다 다른 기준을 갖고 있겠으나, 기본적으로 해서는 안 될 사항들은 정해져 있다. 흔히 '태도'라는 단어에 뭉뚱그려 표현되는 부분이기도 하다. 불혹의 나이가 되면 한 분야의 전문가가 아니더라도 상대방의 간절함은 쉽게 캐치해낼 수 있다. 행동과 표정, 언어를 통해 간절한 기운이 전달된다. 면접이 시작되기 전부터 면접관의 눈에는 앞에 앉아 있는 학생에게 자신감이 있는지 없는지, 확고한 의지가 있는지 없느지 등이 눈에 보인다는 의미이다.

첫인상은 3초 내에 결정된다는 말이 있다. 힙합 경연 프로그램으로 유명한 〈쇼미 더 머니〉에서도 프로듀서들은 첫마디만 들으면 느낌이 온다고 했다. 때로는 첫인상으로 보이는 이미지가 면접관의 뇌리 속에 각인되면서 색안경을 끼고 보게 될 수 있다. 면접관들은 최대한 색안경을 벗기 위해 내면의 노력하고 사람 자체를 보려고 할 것이다. 대면 면접일수록 외적인 태도에 신경 써야 하는 이유다.

개인적으로는 저마다의 나이에 어울리는 멋이 있다고 생각한다. 군인은 군인다울 때 멋지고, 어린이는 어린이다울 때가 예쁘고, 학생은 학생다울 때가 멋있다. 그런 의미에서 교복을 입은 단정한 모습을 싫어할 사람은 많지 않을 것 같다. 아무리 장소가 중요하지 않은 비대면 면접이라고 할지라도 소음이 많이 들리는 곳 혹은 산책 중에 면접에 임하면 결과가 좋지 않다.

모니터 너머로 질문에 대한 답변을 할 때 고개를 앞뒤로 끄덕이며 계속 움직이는 학생. 얼굴에 '나는 여기 아니어도 갈 데 많아!'라고 쓰여 있는 학생. 질문에 대한 대답이 너무 성의 없고, 단답형으로 짧게 잘라서 답하는 학생. 준비는 많이 한듯한데, 답변의 내용이 거짓 정보가 많이 담겨 있는 학생 등. 면접도 서로의 소중한 시간을 내서 만나는 자리인 만큼, 중요한 자리이고 정말 원한다는 인상을 주지 않는다면 배제될 수밖에 없다.

'간절함'은 태도에서 나온다.

태도는 첫인상을 좌우한다. 나는 그동안 1학년 학생들 강의만 진행했었기에 첫 수업시간이면 늘 응급구조과에 지원한 이유를 묻곤 했었다. 대부분의 학생들은 "주변에 가족이나 지인 중에 아픈 사람이 있었고, 그 순간에 현장에서 응급처치를 하면서 도와주는 구급대원의 모습에서 나도 남을 도울 수 있는 사람이 되고 싶다"라고 했다. 실제 면접에서도 비슷한 양상을 보였다.

미래를 그려보고 도전했다는 사실만으로도 너무 멋지다. 대학시절, "영문도 모르고 영문과 왔다"는 선배들의 말이 기억난다. 목표가 정해져 있는지의 여부는 굉장히 중요하다. 실제로는 다른 길을 간다고 하더라도 길을 정하고 가는 사람과 그렇지 않은 사람은 행동에 앞서서 마음가짐부터가 차이가 난다.

자신만의 스토리는 없는 것보다 있는 것이 훨씬 유리하다. 그러나 거짓 스토리를 만들어내면 들통 나기 쉽다. 최대한 사실을 바탕으로 하되 간략히 답해야 한다. 스토리에도 공식은 있다. 나의 내적, 외적, 철학적 질문이나 문제에 대한 답안을 제시하는 경험이나 일이 있었고 그것에 공감하여 어떤 계획을 갖고 첫 도전에 임했다.

① 질문이나 문제는 앞으로 하고 싶거나, 해야 할 위주로
② 답안을 제시하는 경험이나 일은 사람을 통해 일어난 사건이나 책, 영상을 통한 간접경험 또는 누군가의 도움을 토대로 말할 것

③ 그것에 대해 어떤 추가적인 노력이나 고민을 했는지 어필하기

④ 미래에 대한 다짐을 엮으면 답안이 된다. 불필요한 것은 최대한 덜어내자!

〈무기가 되는 스토리〉란 책에서, 좋은 스토리는 "인생에서 지루한 부분을 덜어낸 것"이라고 했다. 인생을 살면서 느끼게 되는 감정과 배움, 나의 생각을 정리해서 스토리에 담아라. 취업 면접을 보거나 이력서를 넣을 때에도 스토리가 있는 사람과 없는 사람은 유의미한 차이를 남긴다. 우리는 스토리에 열광하는 세상에 살고 있다. 남이 아닌 나의 스토리가 핵심이다. 이 사람이 과연 이 자리에서 끝까지 남을 수 있는 가가 중요하다.

응급구조과를 전공하고자 한다면 체력적으로도 준비가 되어 있어야 한다. 병원 전 현장에서 응급처치를 잘하는 것도 굉장히 중요하지만, 70~80kg가 넘는 사람을 들것에 싣고 구급차에 태우고 내릴 수 있어야 한다. 그렇기 때문에 신체적인 조건도 무시할 수 없다. 또한, 머리로 이해하고 외워야 할 과목들도 상당히 많다. 애초에 공부에 담을 쌓은 상태에서 직업에 대한 목표마저 없다면 3~4년간의 대학생활을 견디지 못할 확률이 높다. 1학년이 되자마자 206개의 뼈를 외워야 하고, 무수한 의학용어들을 배운다. 몸의 조직들이 어떻게 돌아가는지 생리학도 배워야 하고 각 질병에 대한 세부적인 내용들 각종 의학지식을 배우고 외워야 하는 것들이 많다. 궁극적으로 국시라는 대단원도 있지만, 체력

테스트를 비롯한 각종 구급장비 다루기, 의술과 관련된 실기시험도 종종 치르게 된다. 그래서 교수들은 지덕체가 웬만큼 갖춰진 학생들을 합격시키고 싶어 한다. 포기하고 중도하차할 것 같은 사람을 걸러내는 것이 목표이다. 본인의 장단점이나 성격, 성향을 묻는 질문에서도 능숙하게 단점에 대해 알고 있고 그 단점을 보완하기 위해 어떤 노력을 했는지 아주 논리 정연하게 표현하는 학생들은 인상 깊게 남아 있다. 그리고 적지 않은 학생들이 모범 답안을 읽고 있나 하는 착각이 들만큼 본인의 생각을 막힘없이 말하기도 했다.

면접 질문 중 "마지막으로 하고 싶은 말이 있나요?"라고 물으면 대다수가 아무런 말도 하지 않는다. 이는 잘 차려진 밥상을 뒤집어엎는 것과 같다. 좋은 기회를 허무하게 날려 보내는 상황이 안타까웠다. 물론 우리나라에서는 학생뿐 아니라 직장인들도 질문하는 것에 익숙하지 않다. 오바마 대통령 시절, 한국 기자들에게 질문할 수 있는 기회를 수차례 부여했음에도 그 누구도 질문하지 못했다는 일화는 너무나도 유명하다. 뒷말하는 것은 좋아해도 차려진 밥상에 질문에 하는 것은 아직까지는 한국인에게는 어려운 일인가 보다.

'운'이나 '기회'도 준비된 사람에게 먼저 오는 법이다. 내가 만약 면접관의 기억에 남고 싶다면, 그동안의 답변이 너무 아쉽다면 만회를 할 수 있는 마지막 기회가 있다. 바로, 역으로 면접관에게 '질문'을 날리는 것이다! 질문은 신선할수록 좋다. 책이나 인터넷에 나오지 않는 정말 궁금한 부분 중에 '경험'에 대한 질문을 하는 것이 팁이라면 팁이다. 면접에서 답안이나 질문을 할 때에는 분명한 메시지를 던져야 한다. 허를 찌를 만한 질문이 무엇인지 고민하고 무기로 담아 두자. 모든 답변에는 나의 장점을 녹여서 답변하는 것이 좋다. 성실한 사람, 부지런히 노력하는 사람, 열정 있는 사람, 계속 도전하는 사람, 인내심 있는 사람, 남을 배려할 줄 아는 사람, 긍정적인 사람 등을 싫어할 이는 많지 않다. 여러 사람들이 공통적으로 좋아할 만한 부분을 나의 스토리 속에 담아서 어필하는 연습을 하자. 어차피 응급구조사도 사람을 만나는 일이다. 사람들의 관계 속에 내의 성향 중 어필할 부분이 무엇이고, 공부와 체력 증진을 위해 어떤 노력들을 담고 있는가에 대해 초점을 맞춰야 한다.

한편, 누구나 쉽게 가질 수 있지만 버렸으면 하는 두 가지가 있다. 그것은 바로 편견과 선입견이다. 편견이란 공정하지 못하고 한쪽으로 치우친 생각이며, 선입견이란 어떤 대상에 대해 이미 마음속에 갖고 있는 고정관념이나 관점이다. 간략하게 정리하자면

① '간절함'은 '태도'에서 나온다. 시간, 의상, 자세 등 기본적인 것은 지키자.

② '첫인상'에서 많은 것이 결정된다. 무표정보다는 웃는 게 낫다.

③ 나만의 '스토리'가 있는가? 그들은 내가 이곳에 왜 오려하는지 궁금해한다.

④ 응급구조과 면접이라면, 나는 지, 덕, 체를 어느 정도 갖추고 있는가?

만약 있다면, 객관적인 근거를 제시하라. (플러스 요인이 된다)

⑤ 마지막으로 할 말을 묻는다면 꼭 답변해서 어필하라. 만약, 묻지 않는데 내가 기존의 답변에 아쉬움을 느낀다면 역으로 질문해서 어필해라.

나를 움직이는
원동력

우리는 시간 가는 줄 모르고 무언가에 몰입하게 될 때가 있다. 그 무언가는 대부분 자신이 좋아하는 일이다. 좋아하는 일이 있다는 것은 굉장히 행복한 일이다.

10대에는 '특기'와 '취미'가 나를 움직인다. 나는 세 살 때부터 그림을 너무 좋아해서 시간이 날 때마다 시간과 장소를 불문하고 계속 그림을 그렸다. 영화의 스토리나 게임의 시뮬레이션 대신 직접 그림을 그리면서 '전쟁놀이'도 하고, 좋아하는 '자동차'도 그리고, '미래도시' 같은 것을 상상하며 그림을 그렸다. 몇 시간이 지나도 지치지 않았다. 그다음으로 농구를 좋아했다. 소아천식이 있었기 때문에 달리기를 할 수 없을 때가 많았다. 놀이터의 벤치 위에 햇빛을 막기 위한 나무로 된 처마에 구멍이 뚫려 있었고, 농구공이 없어서 축구공으로 던져서 '골인'하는 것으로 농구에 대한 사랑이 시작됐다. 농구를 하고 싶어서 숨이 차올라도 계속 뛰다 보니, 몸이 점점 괜찮아지면서 더 잘 달릴 수 있게 되었고, 하루에 4~6시간씩 농구를 하면서 운동장에서 놀았다. 기온이 40도 가까이 오르면 오르는 대로, 비가 오면 아스팔트로 된 농구장에서 쉴 새 없이 했다. 물론, 선수 출신들과 경기를 해본 후에는 아마추어 실력임을 깨달았지만 그래도 쉬지 않고 열정적으로 할 수 있던 것 중 하나였다. 무언가를 지속하기 위해서는 내가 무엇을 좋아하는지 알아야 한다.

20대에는 '자부심'과 '사랑'이 나를 움직인다. '자부심'이란 자기 자신 또는 관련되어 있는 것에 대해 스스로 그 가치나 능력을 믿고 당당히 여기는 마음이다. 그것이 이름 있는 '대학'일 수 있고, '직장'일 수도 있다. 나는 개인적으로 군에 대한 자부심이 있었다. 당시에는 고생을 했으나 고생한 것에 비해서 이전 선임들이 쌓아놓은 금자탑의 혜택을 많이 받았다. 국내는 물론 해외에서도 '해병대'란 이유로 만났던 선임들이 특별히 더 챙겨주는 일들이 많았다. 서로 모르는 사람일지라도 해병대란 세 글자에 대한 끈끈함과 자부심이 있다. '사랑'이 나를 움직인다. 사랑하는 사람이 생기면 나도 모르게 행복 호르몬이 분비되면서 착각의 안경이 내 눈을 가려서 모든 흠이 가려지고 모든 것이 아름답게 느껴진다. 얼굴 한번 보기 위해 어디든 오갈 수 있고, 무엇이든지 해낼 수 있게 된다.

30대에는 '자식'이 나를 움직인다. 나이가 들면서 인생의 원동력이 조금씩 바뀌기 시작한다.

"세상에 자존심 없는 사람은 없다."

그러나 자녀가 생기는 시기가 되면 내세웠던 자존심! 자식을 위해서라면 굽힐 수 있다. 오랜 시간 자녀를 원치 않았고, 결혼 후에도 그랬는데 막상 나를 닮은 아이가 생기니 그동안 가졌던 시각과 생각이 180도 달라졌다. 아이가 생기는 순간 인생의 모든 초점이 아이에게로 맞춰진다. 나의 자아가 많이 줄어들고 아이 중심으로 생활권이 바뀐다.

40대에는 '꿈'과 '목표의식'이 나를 움직인다. 아이들이 자라면서 잊고 있었던 자아도 조금씩 되찾아가게 된다. 기존에 가졌던 꿈이나 현재 이루고 있는 것들을 구체화하면서 확장과 성장을 원한다. 진행해온 일들을 굳건히 하면서 안정적인 생활이 되도록 노력하는 시기가 될 것 같다. 아무래도 '가족'이 원동력이 되면서, '꿈'과 '목표'를 위해 있는 힘을 다해 나아가는 시기가 되겠다.

50대와 60대는 아직 오지 않아서 모르겠다. '자식 자랑' 또는 새로운 인연이 원동력이 될지 모르겠다. 요즘에는 100세 시대에 대한 준비로 60대까지도 일을 놓지 않고 꿈을 실현하려 노력한다. 60대부터 갖는 새로운 '꿈'들이 생기면서 끊임없이 배우고 자식들에게 기대지 않고 외로움으로부터 이겨내기 위한 노력들을 하는 멋진 어른들이 많아지고 있다. 배움에 대한 열정이 나이를 잊고 젊게 살도록 만드는 것 같다. 일이 아니더라도 골프나 등산, 공방, 그림, 와인 등 취미를 통해서 사람들을 만나고 여가활동을 즐기는 사람들도 늘고 있다. 돈을 버는 것도 택시기사나 식당을 차리는 등 육체적 노동을 통한 것에서 '주식투자'나 '유튜브 크리에이터', '저자' 등 정적인 일을 하는 경우도 많아졌다. 시대는 계속 변화하고 있고, 변화에 발 빠르게 대응한 사람들의 노년도 보다 더 편하다.

응급구조과
vs 간호과

경제적 자유를 얻지 않는 이상 삶에서 직업이 차지하는 비중은 실로 엄청 크다. 내가 하고 싶은 일을 하는 사람만큼 행복한 이도 없겠으나 영문도 모르고 얼떨결에 결정된 길에서 의미를 찾는 것도 나쁘다 할 수는 없다. 오히려 후자가 더 많을 것이다. 과연 우리는 얼마나 자기가 가진 직업에 만족하면서 살까? 만족의 기준에는 연봉, 복지, 워라밸, 직장문화 등 여러 가지가 있을 것이다.

우리나라 직장인의 평균 직업만족도는 100점 만점에 54점 정도 된다고 한다. 그중 EMT의 직무만족도는 5점 만점에 3.18점으로 조사되었다. 그럼 다른 직종은 어떨까? 간호사는 3.06점, 물리치료사 3.09점,

치위생사 3.25점, 약사는 2.84점으로 조사되었다.[*] 내가 생각한 것보다는 EMT의 직무만족도가 높다고 느껴졌다. 다른 EMT들은 어떻게 생각하고 있는지 궁금해서 운영하고 있는 커뮤니티에 글을 올렸다.

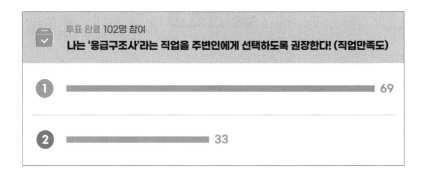

102명을 대상으로 설문조사를 한 결과, "추천하지 않는다 vs 추천한다" 중 7:3 정도의 수치가 나왔다. 현직 EMT의 70%가 이 직업을 갖고 싶어 하는 이들에게 추천하지 않는다고 답했다. 네이버 카페, 커뮤니티에서는 EMT들이 차라리 간호과를 선택하라고 직접적으로 조언하기도 한다.

나 역시 EMT로 근무한 지 10년 차쯤 되었을 때, 문득 '다른 일을 해볼까?'라는 생각이 들었다. 병원이나 소방처럼 많은 환자를 보지 않더

---

[*] 신요한·국종원·김보균, 응급구조사의 직무만족도와 영향요인에 대한 문헌고찰, 2021.

라도 가끔씩 큰 사고나 예후가 좋지 않은 환자를 돌보게 된다. 안 좋은 장면들을 많이 봐야 하고 내 손을 떠난 환자가 잘못되었을 때, 회의감이 더 많이 몰려온다.

"그렇게 좋은 직업은 아닌 것 같아!"

주변 선배나 동료들이 한마디씩 한다. 나를 도와줬던 다른 직군의 선후배들도 같은 부서라는 이유로 비슷한 스트레스를 겪는다. 밥 먹을 때도 화장실 갈 때도 무전에 귀를 기울이고, 환자가 발생했다고 하면 연차가 쌓였어도 긴장되는 건 마찬가지다. 자격증 내놓고 일하지만 위험이나 스트레스에 대한 보상은 개인이 알아서 해야 하는 게 이쪽 일이다.

간호사 역시 직무만족도에서 알 수 있듯 만족도가 높지 않다. 오히려 EMT보다도 낮게 나왔다. 이유는 무엇일까? 병원 생활은 한정된 공간이고 그 안에 여러 직군이 함께 일한다. 그리고 아픈 환자를 매일 봐야 하고, 저세상 마인드를 가진 보호자도 상대해야 한다. 거기에 간호사 '태움'**은 유명하다.

원래 군대도 훈련이 많이 없으면 내부생활이 힘든데 비슷한 면이 많은 것 같다. 부정적인 면을 보면 EMT나 간호사나 비슷비슷하다. 단,

---

** '영혼이 재가 될 때까지 태운다'란 의미로 선배간호사가 신임 간호사를 교육할 때 직장 내 괴롭힘이나 규율이 강하다는 의미이다.

간호사는 역사가 오래되었고 해마다 배출되는 인원도 많아서 EMT란 직종에 비해 규모가 크다. 가장 큰 차이는 의료인에 포함되며, 자격이 아니라 면허란 것이다.

면허증이 있다는 것은 일반인에게 허가되지 않는 특수한 행위를 특정한 사람에게만 허락한다는 뜻이다. 반면, 자격증은 일정한 일을 하는 데 필요한 조건을 갖췄다고 인정하는 것이므로 면허가 있는 간호사는 의료인에 포함된다. 의료인의 종류에는 의사, 한의사, 치과의사 등 의사 직군과 함께 간호사와 조산사가 포함되어 있다. 가장 큰 장점은 여기서 온다. 그리고 오래된 직종인 만큼 다양한 분야에 진출해 있고 또 진출한 분야마다 법률로 취업이 보장되도록 만들어 놨기 때문에 어딜 가나 '필수인력'으로 구분된다. 따라서 받은 초기연봉도 다른 자격을 갖은 의료직군보다 많을 수밖에 없다.[*]

최근에 같이 일하게 된 새로 들어온 EMT 후배에게 물어봤다.

"응급구조과와 간호과를 선택하고자할 때 참고할 만한 게 뭐가 있을까?"

"직업의 특성 자체가 다르다고 봐요. 간호사는 어느 과에 가냐에 따라 일이 달라지잖아요. 소아병동, 중환자 병동, 심혈관 전문분야나 응급실도 마찬가지. 환자를 꾸준히 간호하면서 예후가 변하는 과정, 치료하는 동안 도움을 주면서 보람도 느낄 수 있고요. 다만, 무조건 의사의

---

[*] 2020년 기준으로 간호사는 22만 5천 명, 응급구조사는 4만 명이다.

오더를 받고 시행하는 점이 다른 것 같아요."

"EMT는 현장에서 직접적인 사고나 질병 등 환자를 보면서 신속하고 필요한 처치를 해야 하잖아요. 중증도에 따라 주도적으로 처치할 수 있는 권한이 있고, 자신이 의사결정을 해야 하잖아요.(업무범위가 정해져 있긴 하지만…) 그래서 보다 활동적이고 일을 능동적으로 할 수 있다는 면에서 만족도가 다를 수 있을 것 같아요."

후배의 말처럼, 필드에서 활동하는 것을 원하는 경우, 병원 전 처치에 대한 커리큘럼에 맞춰져 있는 EMT가 조금 더 적합할 수 있다. 연봉은 직군이 아닌 직종에 따라 다를 수 있다. 취업을 하는 데에는 면허를 갖고 있는 간호사 직군이 유리할 수 있으나 개인차가 있으니 학과를 선택하기 전에 직업설정부터 고려되어야 한다. 그리고 학생들 입장에서는 본인이 얻은 수능성적이나 내신성적을 따질 수밖에 없을 것이다. 간호학과에 비해 진입장벽이 낮다.

원하는 학교와 학과가 있어도 성적이 뒷받침되어야 여러 선택지 중에 고를 수 있으니 무시할 수 없다. 대학과 학과 선정에 후회를 적게 만드는 방법은 내가 되고 싶은 직업군이 어떤 것인지 확인하고, 실무자들의 이야기를 들어봐야 한다. 그렇게 최대한 많이 얻은 정보를 모아 참고하고, 내가 가진 성향과 좋아할 만한 일이 무엇인지 고민하고 도전해봐야 안다.

입대는 언제
하는 게 좋을까?

　의외로 군대 가는 시기를 놓고 고민하는 학생들이 많다. 처음에는 열과 성을 다해 1:1 면담까지 해가면서 조언을 해줬지만, 매번 그 에너지를 쏟기란 쉽지 않은 일이었다. 그 방편으로 출간한 것이 〈슬기로운 군생활〉이다. 군대를 놓고 고민하는 이들에게 알려주고 싶은 내용을 담은 전자책이다.

　EMT는 3학년을 마치고 의무병으로 지원할 수 있는데, 군 생활만큼의 경력도 인정받을 수 있다. 이는 소방이나 해양경찰 등 국가직 공무원에 지원 시 유리하므로 대학에서는 의무병으로 가는 루트를 권장하기도 한다.

　많은 학생들이 1학년을 마치고 군대에 갈지, 3학년까지 마치고 군대에 갈지를 고민한다. 나는 1학년을 마친 뒤 해병대를 갔다. 군대를 다녀오면 전투력도 향상되고 체질과 정신력이 무장되는 장점도 있지만, 여느 복학생들이 그렇듯 미래에 대한 꽤 진지한 고찰을 하게 된다. 복학해서 잘 적응할 수 있을지에 대한 고민으로 시작되어, 스스로 등록금과 생활비를 벌어야 한다는 자신과의 약속을 지키기 위해 무엇을 할 수 있을지 생각해보게 된다. 이외에도 졸업, 시험, 취업 등의 압박이 다가온다. 스스로 해결해야 한다는 생각 때문에 생각의 크기와 방향도 개선된다.

물론, 사람에 따라 다르다. 생사의 길에 놓여서 죽음을 마주하거나 어떤 특별한 계기가 아니면 사람은 쉽게 변하지 않는다. 3년 마치고 의무병으로 가는 것은 내가 경험하지 않았기 때문에 친동생이나 다른 동기, 후배들에게 물어보면 다들 괜찮았다고 답한다. 의무병으로 가서 배우는 장점들은 다음과 같다. 고민에 대한 답을 내리기에 앞서서 나의 시간을 어떻게 활용할 것인가에 대한 고민을 하면 된다. 다음의 사항을 체크해 보자.

① 내가 가고 싶은 길을 정한다. (공무원, 병원, 기업, 강사, 사업, 군인 등)

② 정한 길을 언제, 어떻게 갈 것인지 계획한다. (경력의 종류)

③ 나의 성향과 상황을 고려해본다. (학업 능력, 경제적 상황)

④ 제대 시기와 복학 시기가 학기에 맞는지 확인한다. (실습 여부도 체크)

⑤ 어느 쪽에 시간이 더 절약되는지 계산해본다.

타인의 말은 참고는 하되 결정은 스스로 하길 바란다. 그래야 후회가 적다. 군대에 다녀와서 잘해야겠다는 생각은 버리고, 가기 전부터 학점관리는 하자. 'F' 학점을 만들어서 배웠던 과목을 재수강하는 일은 없어야 한다. 군대가 현재 삶의 도피처가 되진 말자.

4년제의 경우, ROTC를 고민할 수 있다. ROTC란 Reserve Officers Training Corps라 하여 학사 장교 훈련단이란 뜻으로 장교 임관 제도이다. 4년제 대학 재학생들 중에서 1, 2학년을 대상으로 후보생을 선발한 뒤 3, 4학년 2년간 군사훈련을 거쳐서 졸업과 동시에 장교로 임관하게 된다. 학군단은 대부분 육군이며 해군이나 공군으로 선발되는 경우도 있다.

ROTC는 소위로 임관된다. 2년 연장 넣고 대위로 전역, 의무부사관으로 재입대 시 중사로 입대가 가능하고 진급 장기복무에서 많은 혜택이 있다. 공군 항공구조대, 간호사/의무 부사관, 의무/간호 부사관은 의료 관계 직무를 담당하고 군의관의 보조요원으로 각종 부상에 대한 예방과 치료를 담당하고 장병의 신체검사를 보좌한다. 또한 부대의 위생상태를 관리, 감독하는 업무를 담당한다. 전역 후 장교 전형으로 따로 채용되는 경우도 있으니 일할 수 있는 분야를 확대하고 리더로서 책임감을 갖고 군 생활하는 것도 좋은 기회가 될 수 있다.

일반 병사와 다른 출발을 할 수 있으며 7급 공무원에 준하는 대우를 받을 수 있다. 하지만 실제로는 EMT 자격을 갖춘 경우가 많지 않고, 군생활을 하다 보면 구급업무 외의 일들이 많기 때문에 군에 관심이 있는 경우에만 추천한다. 국방의 의무를 다하고 EMT 업무도 하고 싶다면 의무 부사관이 더 적합할 수 있다. 그 외에도 의무에 대한 전공을 살리기 위해서 육군3사관학교로 지원하는 것도 기회가 될 수 있다. 학과에는 실습반이 다를 수 있다. 이로 인해 일정 조율을 통해 가능한 케이스들이 여럿 있었으니, 본인의 뜻이 있다면 새로운 길을 개척해보자.

- 육군 : 지적능력 평가 + 국사(근현대사)

  〈시험 내용〉 국사, 언어능력, 자료해석, 공간능력, 지각속도, 상황 판단
- 해군 : 지적능력 평가 + 국사(근현대사) + 영어

  〈시험 내용〉 영어, 국사, 언어논리, 자료해석, 인지 속도, 공각 지각, 상황 판단
- 공군 : 지적능력 평가 + 국사 + 영어

  〈시험 내용〉 영어, 국사, 언어논리, 자료해석, 공간능력, 지각속도, 상황 판단

▌응시연령
임관일을 기준으로 만 18세 이상 27세 이하 대한민국 남녀

▌학력
고졸 또는 동등 이상의 학력 소지자

▮ 신체조건

신장, 체중에 의한 신체등위 3급, 심신장애 등급 3급 이상

▮ 군무처

군 병원, 사단급 의무대 등

전공학과 재학/졸업 또는 자격증 취득 중 1가지 이상 충족 시에 육군과 해군 응시 조건이 가능하며, 공군의 경우 응급구조사 1급(10점), 2급 (6점)의 가산점을 받고 특별전형 II(전공 + 자격 동시 충족자 선발)에 대한 우수 선발 자격이 부여된다.

편입 및
복수전공

3년제 졸업생들 가운데에서는 적지 않은 EMT들이 '학사학위' 취득을 위해 응급구조학과로 편입하곤 한다. 이미 한번 배우고 경험한 영역이기에 쉽게 도전하는데, 단적으로 말하자면 이는 도전이 아니다. 처음부터 4년제를 선택했더라면 시간과 돈 낭비는 덜었을 것이다. 이미 프로의 세계로 뛰어들 수 있는 자격증까지 갖고 있지 않은가?

물론 학사학위를 받을 수 있는 선택지가 다양하지 않고, 그나마 쉽게 선택할 수 있는 방법이 편입임을 모르지 않는다. 그러나 석사도 아닌 학사 정도의 깊이를 탐구하는 것은 의지만 있다면 독학으로도 충분하다. 단순 학위 취득에 소중한 시간과 많은 비용을 들일 필요가 없다는 의미다.

그럼에도 위와 같은 선택을 하는 이유는 크게 3가지일 것이다.

① 이미 배웠던 학문이기에 상대적으로 부담이 적다.

② 4학년으로 편입이 가능하기에 시간을 줄일 수 있다.

③ 석사까지 고려했을 때 연속성을 가질 수 있다.

우리는 알게 모르게 편안한 길을 가고 싶어 하기 때문에 자연스러운 의사결정이라고 볼 수도 있다. 그러나 때로는 역행할 줄도 알아야 한다. 살다 보면 낯선 곳에서 우연한 기회가 찾아오는 순간이 많다. 나 역시 편입을 앞두고 3학년이 아닌 4학년으로 편입할 수 있는 곳은 없는지 고민했었다. 그 와중에도 '응급구조학과(4년제)'로의 편입은 생각에도 없었다. 새로운 공부를 해보고 싶었기 때문이었다. 당시 4학년으로 바로 편입할 수 있었던 과 가운데에서는 의생명공학과와 안전공학과가 가장 눈에 들어왔다. 나는 시험을 다시 쳐야만 하는 상황이었고, 사업을 시작했었기 때문에 집과 가장 가까운 곳을 골라야만 했다.

만약 그때로 돌아가게 된다면 주저하지 않고 안전공학과를 선택할 것이다. 안전공학과를 졸업한 뒤에 엔지니어로 취업을 하고, 향후 사무직으로 가는 것이 더욱 경제적일 거라는 생각 때문이다. 이때 EMT 자격까지 있다면 남들과는 다른 특별한 무기를 가지게 된다. 안전과 보건이라는 두 가지 전공을 모두 살릴 수 있기 때문이다. 소방학과를 전공하게 되어도 소방과 구급이라는 두 분야의 전문가로 성장할 수 있는 기회가 열린다. 출발점을 어디서부터 시작할 것인지 봤을 때 사회에서 바라보는 눈은 일반 병으로 시작할 것인지 장교로 시작할 것인지가 되고, 그 출발의 차이에 따라 기회비용이 다르게 붙는다. 다만, 여기서 중요한 점은 두 가지 분야가 얼마나 연관성을 갖고 있느냐이다.

나는 세 가지 전공 모두가 서로 연관성이 없다. 겪어 보니 이런 경우는 각각의 전공을 개별적으로 살리기도 힘들 뿐더러, 누군가에게 이력을 내놓을 때도 왠지 모르게 구구절절한 설명을 덧붙이게 된다. 취업에도 유리할 리 없다. 하지만 무언가를 새롭게 배울 수 있는 기회를 얻고자 한다면, 그것이 4년제 학과라면 복수전공은 좋은 장치가 될 수 있다. 영문학과를 전공하면서 경영학의 학위도 동시에 받을 수 있다. 물론, 이수해야 하는 학점이 늘어나기 때문에 복수전공을 하지 않는 이들이 더 많다. 같은 보건계열의 과를 복수전공하는 것은 불가하겠으나 다른 학과 공부를 같이 해볼 수 있다는 것은 엄청난 장점이자 기회다.

의지만 있다면 하나의 졸업장을 더 얻을 수 있다. 바쁘다는 것은 핑계다. 첫 번째는 몰라서 그렇고, 두 번째는 의지가 없어서 그렇다.

학교에서는 병원과 소방이라는 곳을 목표로 양자택일하는 경우가 많지만 EMT들이 진출해 있는 분야는 그보다 훨씬 다양하다. 그리고 예상치 못했던 분야를 개척할 수 있는 경우도 있다. 이 직업의 매력은 변화가 다양하다는 점이다. 대학원도 응급구조학만 생각하지 말고, 보건계열의 다른 과로 도전해보자.

인생은
선택의 연속

인생은 선택의 연속이라 했던가? 사람을 구해야 할 상황이 발생하면 EMT로서 신속하고 정확하게 최선의 선택을 내려야만 한다. 하지만 현장의 변수는 생각보다 다양할 수 있다.

- 사람이 어떤 장비에 끼어 있는 상황이라면 어떻게 할 것인가?
- 사람이 높은 곳에 매달려 있다면 어떻게 할 것인가?
- 신체부위가 절단된 상태의 환자인데 구조하기도 어려운 상황이라면 어떻게 할 것인가?
- 여러 명의 환자가 동시에 발생한 경우 우선순위를 어떻게 둘 것인가?
- 내가 위험에 노출될 수 있음에도 위험에 처한 사람은 구해야 할까?
- 수많은 사람들이 지켜보고 있는 상황에서 정맥주사를 찌르다 실패

하면 어떻게 할 것인가?

- 전문적인 처치가 필요한 게 눈에 보이는 상황인데 일손은 부족하고 도와줄 사람이 없다면 어떻게 할 것인가?
- 처음 보는 증상이나 리듬을 직면하게 되었을 때 어떻게 처치할 것인가?
- 병원으로 서둘러 이송해야 하는데 환자가 병원으로 가는 것을 거부하는 상황이라면?
- 환자가 계속해서 엄살을 부린다면?
- 자살을 하겠다며 협박한다면 어떻게 할 것인가?
- 응급처치가 필요한데 필요한 물품이 현장에 없다면?
- 응급처치 중 주변에서 빨리 이송하지 않느냐고 계속 재촉한다면?
- 구조를 해야 하는 상황인데 아무리 노력해도 쉽지 않은 상황이라면?
- 환자나 목격자의 진술이 실제 환자의 상처나 증상과 다르다면?
- 이송하려는 병원들이 계속해서 환자를 거부해온다면?
- 의료지도를 받아야 하는데 통신이 불가능한 상황이라면?
- 의료지도받기에 환자 상태가 좋지 않아 시간이 급박한 경우라면?

우리는 최선의 선택을 해야만 한다. 그러나 내가 내린 선택이 항상 옳을 수는 없다. 만약 환자가 생명을 잃거나 예후가 좋지 않을 경우, 필연적으로 나를 자책하게 된다.

"내가 그때 이런 선택을 했었더라면…."

"내가 조금만 더 잘 처치했더라면…."

환자를 살릴 수 있지 않았을까? 하는 죄책감이 생기고, 그 장면이 머릿속에 끊임없이 재생된다. 개인사까지 알게 되기라도 하는 날엔 조금 더 감정적으로 변하기도 한다. 슬퍼하는 가족들을 마주하는 순간에는 더 그렇다. 신체부위의 훼손이 많이 된 장면들을 보게 되면 당시에는 환자를 살리기 급급해 정신없이 처치하게 되지만, 일이 마무리되면 긴장이 풀린다. 몸에 힘이 빠지고 상세한 장면들이 머리를 스쳐 지나가기도 한다. 특히 스스로 생을 마감한 이가 있는 현장을 마주하게 될 때면 머리가 아닌 가슴속에 깊이 남기도 한다.

EMT는 현장에 같이 갔던 동료들끼리 정서적 체크와 코칭을 해주어야 한다. 내가 힘든 것 이상으로 동료들이 어려움을 겪고 있을 수도 있다. 간접적으로 도움을 줬던 사람이라 할지라도 그러한 상황을 처음 마주했다면 충격에 빠질 수 있다. 그럼에도 불구하고 사회는 냉정하다. 그 상황에서 올바른 결정을 내렸는지를 물어본다. 서로의 책임 여부를 논하기에 급급하다. 과정은 이해하지만 그것은 중요하지 않고 본인에게 피해가 갈까 봐 행위의 결과만 중요시한다. 때로는 경찰 조사를 받게 될 수도 있다. 보호자 입장에서는 당연히 올바른 응급처치가 이루어졌는지 따져 물어볼 수밖에 없는 점을 이해한다. 소속되어 있는 직장의 입장도 마찬가지다. 서로의 입장이 다르기 때문에 그 가운데서 우리는 타협을 하며 이해를 하고 일을 수습해야 한다. 마무리가 잘되면 본전이다. 아무도 대신해 주지 않는다. 환자를 마주한 순간부터 그 환자가 병원에 인계되는 시점까지 오로지 현장에 출동하는 EMT의 책임이고 몫이다. 그래서 쉬지 않고 공부를 해야 한다. 쉴 새 없이 바쁜 환경임에도 불구하고 사람을 조금이라도 더 살리기 위해 공부하는 모든 이들에게 존경을 표한다.

생사를 위한 사투
그 후

EMT로 살다 보면 비위가 강해져야 하는 순간들이 많다. 벗겨지거나 으깨져버려 형체를 알아볼 수 없게 된 신체 일부, 절단되거나 찢기면서 발생한 상처와 피 비린내. 일상이 되어버린 구토물, 설사, 혈변, 소변 등과 고약한 냄새를 동반한 분비물들. 스스로 목숨을 끊으면서 밖으로 나온 혀, 핏기가 사라져버린 창백하거나 시퍼런 피부. 외부의 힘에 의해 골절되어 정상적인 모양에서 벗어난 팔, 다리 등. 일반적으로는 볼 일이 없는 형상이나 이미지들을 눈앞에서 수십, 수백 차례 마주하게 된다.

현장에서 환자를 보는 것과 응급처치를 한번 한 후의 환자를 마주하는 느낌은 많이 다르다. 손상이 극심한 상처가 생긴 환자를 마주할 때에는 징그럽다기보다는 살려야겠다는 생각에 어떻게 처치를 할까를 고민하기 때문에 정신이 없다. 또한 내가 태연해야 같이 간 동료들의 심적 부담을 덜어줄 수 있다. 흥분하거나 당황한 기색이 최대한 드러나지 않도록 마인드 컨트롤을 해야 한다. 사고는 한순간이고, 다친 사람의 개인사는 다들 기고하고 안타까운 경우가 많다. 하지만 너무 감정 이입하지는 말아야 한다. 그런다고 달라질 것은 없다. 그저 내 손을 떠난 환자의 생명이 끝나지 않기를 바랄 뿐이다. 생사를 위한 사투를 벌이고 나면 몸의 긴장이 풀리고 여러 가지 생각에 잠기게 된다. 내가 놓친 부분은 없을까? 더 잘 처치하지 못했다는 아쉬움과 후회 등 환자의 예후가 좋지 않을수록 여러 감정은 스스로를 힘들게 만든다. 때문에 현장에서 받는 스트레스로 매년 구급대원들이 자살하는 일이 벌어진다. 머릿속을 비워야 한다.

주변에서는 수고했다는 말과 함께 괜찮냐는 안부를 물어오지만 "괜찮다"는 말 외에는 달리 대답할 수 있는 말이 없다. 내가 없으면 다른 동료가 나의 빈자리를 대체해야만 하기 때문에 쉴 수도 없다. 만약 환자가 죽음을 맞은 경우, 감독자는 담당자에게 하루 정도의 휴가를 재량껏 주는 것이 좋다. 그럴 수 없는 상황이라면 스스로에게 휴식 시간을 줘야만 한다. 또 다시 일상으로 돌아가 환자들을 접하다 보면 순간적으로는 괜찮다고 생각될지 몰라도 극도의 긴장감 속에서 경험한 스트레스와 충격은 여전히 내제되어 있다. 비워내는 작업은 형용할 수 없을 만큼 중요하다.

퇴근 후에는 집에 가만히 있는 것보다는 같이 현장을 경험한 동료들이나 친한 사람들을 만나서 맛있는 음식을 먹으며 대화를 나누는 것이 좋다. 자전거 타기나 헬스 같은 운동을 하는 것도, 음악을 듣거나 영화를 보는 것도 추천한다. 자신이 스트레스를 해소할 만한 다른 행동을 하면서 대면했던 안 좋은 상황의 기억들로부터 나를 놓아주는 것이 필요하다.

한 번은 명절 연휴에 스스로 목숨을 끊은 환자를 본 일이 있었다. 보통 다른 동료가 먼저 도착하고 후발대로 도착해서 현장을 보는 경우에는 크게 부담감이 없는데 가장 먼저 목이 매달려 있는 시신을 보니 마음이 좋지 않았다. 더군다나 이전까지는 단 한 번도 그런 일이 없었는데 그 장면이 계속해서 꿈에 나타났다. 수없이 많은 시신을 보았지만 며칠 동안 연달아 생각나고, 꿈에서까지 마주한 적은 없었다.

교회에서는 보통 사람을 하늘로 보내고 나면 그 사람이 가족에게 나타나기도 하는데, 이때 '추도예배'를 드린다. 일면식이 없는 사람이기에 추도예배까지는 아니더라도 주일에 예배드릴 때 '그 사람'에 대해 기도를 했다. 웬만하면 기억에서 잊기 위해서 죽음을 맞이한 환자들은 케이스만 기억할 뿐, 마음속에 담아두지 않으려 한다. 하지만 예외적으로 환자를 위해 처음으로 기도를 했었다. 신기하게도 이후부터는 꿈에 나타나지 않았다.

대학생활
200% 즐기기

기나긴 인고의 세월을 거쳐서 얻은 첫 번째 자유!

모든 것이 가능한 '성인'이기에 느껴지는 기대감!

공부하느라 고생했던 것들에 대한 보상!

대학생활을 앞두고 생각할 수 있는 것들이다. 과거 입시 준비로 스트레스를 받을 때면 선배들이 늘 해주던 말이 있었다.

"하고 싶은 건 대학 가면 다 할 수 있어!"

듣자 하니 대학생이 되면 잔디밭에 앉아 막걸리도 마시고, 삼삼오오 모여 과팅도 하고, 1년에 한 번씩 축제도 한다고 했다. 대학생은 곧 성인을 의미하니 모든 것이 가능했고 제약 또한 없는 것이다. 그런데 생각해보면 이 '재미'에 치중한 이야기는 무수히 많이 들었으나 정작

3~4년간의 시간을 어떻게 보내야 할지에 대해 조언을 한 번도 듣지 못했다.

우리는 대학에 수천만 원의 등록금을 낸다. 자유만 즐길 것이라면 차라리 그 비용으로 세계일주를 하는 편이 낫다. 그 경험으로부터 자신의 꿈을 찾고, 삶을 개척해나가는 편이 인생에는 더 큰 도움이 될 것이다. 실제로 자수성가한 사람들 가운데에서는 대학을 중퇴한 이들도 많다. 열심히 공부해서 대학에 들어가 자신의 능력을 한번 시험해봤으면 됐다. 현실의 대학생활은 수험생 때 막연히 그려왔던 이상과 다른 경우가 더 많다.

한편, 전공수업을 들을수록 내 적성과는 맞지 않는 것 같다는 생각이 반복된다면 어떻게 해야 할까? 처음에는 스스로도 당황스러울 것이다. 해당 학과에 들어오기 위해 나름대로 공부도 열심히 했을 것이고, 진로 결정 역시 고심해서 결정했을 것이므로 방황할 수 있다. 언젠가 가르치는 학생 중 한 명으로부터 "지금 수업은 듣고 있지만 가고 싶은 길은 따로 있는데 어떻게 해야 할지 모르겠다"며 상담 요청이 온 적이 있다. 본인은 작곡할 때 너무 행복하고 전문적으로 음악 공부를 더 해서 싱어송라이터가 되고 싶단다. 작곡해본 경험이 있고 어떤 노력을 하고 있냐고 물었고, 그 꿈을 응원한다고 답해줬다.

하고 싶다는 일이 있다는 것 자체가 중요하고, 본인이 잘하고 좋아한다는데 무엇을 위해 다른 공부를 하겠는가? 망설일 필요가 없다. 당연히 떠나야 한다. 대다수가 '딱히 하고 싶은 게 없는' 20대 초반에 꿈이 있다는 것 자체만으로도 축복이다. 사회가 정해놓은 틀에 내 인생을 맡길 필요는 없다. 원하는 것이 있다면 달려보자! 다만, 조건은 생산적인 일이어야 한다. 기준이 필요하다면 스스로에게 "내 시간을 무엇과 바꾸고 있나?"를 질문해보면 된다. 답은 이미 내가 알고 있다. 단지 그것이 맞는지 확인받고 싶을 뿐이다.

대학이라는 길을 선택했다면 목표가 있어야 한다. 강의 커리큘럼 및 학사일정 외에도 장학금 제도, 교환학생 정책, 동아리 종류, 졸업 요건 등도 미리 확인해보면 좋다. 방학 때 실습을 나간다면 어떠한 병원들이 있는지, 또 각각의 장단점들은 무엇인지를 체크해보자. 실습 외에도 심폐소생술 강사 자격이나 소방 관련 자격증을 취득하기도 하니 미리 알아보고 준비한다면 더 좋은 결과를 얻을 수 있을 것이다.

3년제는 학기 시간표를 학과에서 선정하므로 그간의 커리큘럼이 어땠는지 미리 파악할 수 있다. 4년제는 원하는 강의를 직접 선택할 수 있기 때문에 계획을 철저하게 세워야 한다. 전공 필수와 선택, 교양과목 등을 적절하게 배분해야 한다. 가장 먼저 들어야 할 과목들 위주로 배분한 다음에 다른 수업들을 채우는 게 좋다. 수강신청은 대부분 선착순 모집이기 때문에 인기 강의의 경우, 유명 가수의 콘서트 티켓팅과도 같은 속도로 마감된다. 또한, 졸업하기 전까지 이수해야 하는 총 학점을 정확히 인지하고 있는 것도 중요하다. 조금이라도 계산이 어긋나버리면 계절학기를 들어야 하는데, 이럴 경우 봄이 아닌 가을에 졸업하게 될 수도 있다.

요즘 학생들은 비대면 수업에 익숙해져 있기도 하고, 공강인 날도 많은 탓인지 수업이 끝나면 칼퇴하는 직장인 수준으로 학교를 떠난다. 몇 년 전까지만 해도 동아리, 스터디, 문화생활 등을 즐기는 듯하여 가능했을 텐데 상황상 많은 것을 경험하지 못하는 것이 안타깝다. 본격적으로 취업을 준비하는 시기가 아니라면, 이전에는 하지 않았던 혹은 할 수 없었던 것들을 무리하지 않는 선에서 경험해보길 바란다.

그래도 1학년 때에는 신나게 놀자. 대학생활도 즐겁게 해야 한다. 해부학과 생리학은 다시는 공부하지 않겠다는 마음으로 완벽히 끝낸다면 이것만으로도 성공이다. 특히 신체의 전반적인 기능과 원리를 이해하되, 용어 암기 시에는 반드시 원어(영어나 의학용어 등)도 함께 외우자. 시각적인 정보가 제공되는 해부학 앱도 많이 나와 있으니 활용해본다면 더욱 쉽게 공부할 수 있다. 일상에서도 친한 친구들끼리 해부학 및 의학용어들을 쓰는 습관을 들이다 보면 기억에도 오래 남는다.

실습과목도 종류가 많다. 그런데 힘들어서인지 어려워서 그런지 수업시간에 한두 번 해보고는 마무리지어버리는 학생들이 많다. 실습실이 상시 열려 있지 않은 대학들도 많다. 문제는 학생들 역시 여기에 큰 불만이 없다는 것이다. 수업이 끝난 뒤에도 직접 눈으로 보고, 사용해봐야 하는데 쉽지 않은 모양이다. 복습하는 것이 어렵다면 최소한 사용법이라도 정확하게 알아놓자! 구급대원들이 만든 유튜브 채널 외에도 장비명을 원어로 검색하면 사용 방법을 알려주는 영상도 많이 찾아볼 수 있으니 다양한 경험들을 쌓아나가보자.

+++

응급구조과 학생들은 방학이 되면 병원이나 소방서 등으로 실습을 나간다. 이때 어느 병원에서 실습을 할 것인지 정하는 일이 굉장히 중요하다. 대다수의 학생들은 집과 가까운 병원을 선택하지만, 이보다 더 중요한 것은 각 병원들의 '특징'이다.

대학병원은 환자 상태에 대해 의사들 간 고민과 토의가 이루어지는 콘퍼런스가 많다. 또한, 회진을 통해 환자들의 증상과 징후에 따라 해야 하는 검사와 예후를 살펴볼 수 있다. 병원 규모가 큰 만큼 다양한 환자 케이스를 살펴볼 수 있는 장점이 있다. 학교와 연계된 중소형 병원은 콘퍼런스가 없고, 상대적으로 인력도 부족하다. 그로 인해 환자 케이스마다 옆에서 도움을 주며 직접 술기를 시도해볼 수 있는 기회도 많다. 이미 실습을 해본 선배들의 경험담을 토대로 각 병원별 분위기를 사전에 파악해본다면 고민을 조금 덜어낼 수 있을 것이다.

실습을 가서도 가만히 서 있지만 말고 환자별로 어떤 처치를 하는지 자세히 보다가 일손이 부족할 때 시키지 않아도 미리 다음 처치에 대해 준비하면서 적극적으로 행동해라. 의료진의 입장이 되어 생각해보면 어떤 사람에게 더 많은 것을 알려주고 싶을지 알 수 있을 것이다. 사람의 일은 한치 앞을 내다볼 수 없다. 좋은 인연이 또 다른 기회를 만든다. 그러니 '실습일 뿐인데 뭐' 하는 식의 안일한 생각은 금물이다.

💡 응급구조사 QnA

Q. 문과인데 수업을 따라갈 수 있을까요?

A. 저도 문과인데 오히려 좋습니다. 암기과목들이 많고 이해가 필요하기 때문에 수학보다 국어랑 영어가 중요합니다. 수액처치와 약리학 정도에서 계산하는 것 제외하면 문과가 오히려 유리한 면도 많습니다. 그리고 사람마다 특성이 다를 뿐 문과와 이과는 큰 차이가 없는 듯합니다.

Q. 체력이 안 좋은 편인데 괜찮을까요?

A. 모든 체육분야에서 체육학과나 경찰행정, 경호과 등에게도 뒤쳐지지 않는 게 응급구조과의 전통이었습니다. 전 종목 우승을 다투는 게 일상적인 일이었죠^^ 물론, 요즘에는 체력이나 신체조건이 우월하지 않아도 할 수 있는 직종이나 업무가 많아요! 그러나 현장구급대원을 꿈꾸는 분이라면, 응급처치 잘해놓고 환자를 들것에 태워서 구급차에 싣지 못한다면? 한번 생각해봐야겠죠? 나뿐 아닌 다른 사람의 생명에 영향을 끼치는 직업이기에 체력이 안 중요하다고는 말 못하겠어요.

Q. 피가 무서운데 괜찮을까요?

A. 피를 무서워하지 않는 사람이 있을까요? 익숙해지는 거겠죠! 사실 표면상으로

징그러운 상처들이 많은데요, EMT 입장에서는 머릿속에 '지금 저 상처를 어떻게 처치하지?'란 생각이 먼저 들어요. 물론 쉽게 잊히지 않는 장면들이 있는데 본인의 스트레스를 푸는 방법을 알거나 갖고 있는 게 중요합니다.

Q. **병원 전(소방, 해경 등)에서 일하기 위해서 임상(응급실) 경험이 꼭 필요하다고 느끼시나요?**

A. 공무원은 물론 산업체 역시 대부분 임상경험을 보고 있습니다. 개인적으로도 임상 경험은 중요합니다. 현장처치와 병원 내 처치가 차이점은 있지만 서로 연관성이 있습니다. 병원에서의 처치과정을 알고 있으면 현장처치도 달라집니다. 특히 환자를 병원에 인계할 때나 환자나 보호자에게 처치 과정과 이유 등을 안내할 때 이야깃거리도 많아집니다.

산업체처럼 일반인과 같이 근무하는 경우에는 선후배들이 일상생활에서의 의학적인 부분들도 많이 묻는데 병원업무를 모르면 답할 수 없는 것들이 많아요. 환자들도 병원에 가면 어떤 처치를 받는지 물어보는 경우도 많고요. 20~30분 이상 병원 가는 구급차 안에서 계속 '모른다'고 답할 수는 없지 않을까요?

Q. **3교대근무가 많이 힘들지는 않나요?**

A. 교대근무 힘듭니다. 오죽하면 교대근무를 발암물질로 규정하고 있을까요?

내가 좋아서 밤을 새우는 것과 강제에 의해서 야간근무를 하는 것은 천지차이입니다. 운동하며 흘린 땀과 회사에서 일하면서 흘린 땀은 성분도 다를 거예요^^ 야간 근무를 오래하면 생체리듬이 많이 깨집니다. 평균 수명이 5~6년 감소한 다는 연구결과도 있지요. 때문에 자신에게 맞는 생활리듬이 필요합니다.

Q. (민감한 문제지만) 응급구조사 사회에도 '태움'이 있나요?

A. 글쎄요. 정도가 심하지는 않았어도 경험한 분들은 있다고 들었습니다.

대부분은 병원근무인 케이스이구요. 그런데 대다수의 가해자들은 과거에 열등 감을 갖게 된 상황이 있었거나, 본인이 괴롭힘을 당한 경험이 있거나, 군대에서 배웠거나, 본인의 말이 다 맞다고 생각하는 사람들 중 하나일 확률이 매우 높습 니다.

권력이나 지위가 높은 경우가 많을 테니 꼬투리 잡힐 만한 행동을 안 하는 것도 중요합니다. 그리고 사람은 먹을 것에 약합니다. 미운 놈 떡 하나 더 주란 조상들 의 지혜는 모두 경험에서 나온 듯합니다.

Q. 평균 연봉이나 업무도 궁금합니다. (교대근무 기준)

A. 지역 병원: 250~300만 원

대학병원: 300~400만 원

산업체: 300~400만 원

소방 구급대원: 300만 원 초반

해양경찰: 300~400만 원 초반

기타: 함정 400만 원 이상, 파출소 300만 원 초반, 경찰서 220만 원 초반

💡 산업재해와 EMT의 역할

2020년 기준, 2,062건의 산업재해가 발생했다. 그중 882명은 사고에 의한 사망자다. 전년 대비 3.2% 증가된 수치이다. 각종 기업에서는 사고를 예방하기 위해 수천억의 자금을 쏟아붓는다. 그럼에도 불구하고 사각지대와 사고 원인으로 큰 비중을 차지하는 '불안전한 행동'은 인재에 의한 중대재해를 계속해서 발생시키고 있다. 산업현장에서 발생하는 사고는 다발성 외상 환자가 주를 이룬다. 추락, 협착, 충돌, 중독, 가스누출 및 폭발, 화학물질 등 종류도 다양하다.

그렇다면 산업재해는 어떻게 예방할 수 있을까? 모든 사고를 막기란 어려운 일이겠지만 위험장소 접근금지, 안전 센서 및 장치 설치, 근로자 교육, 원청의 관리 감독, Gas/Chemical 누출 관리 조치, 작업 종류별 안전대책을 세우는 등 기본적인 관리를 통해 불안전한 행동을 원칙적으로 차단할 수 있다. 이외에도 디테일한 방법들이 있다.

실무자로서 아쉬운 것은 사고 대응 방법이다. 대다수의 건설현장이나 영세한 곳은 소방 구급대원에게 의존한다. 규모가 큰 현장의 경우 보건실이 따로 운영되고 있지만 일반의약품 지급, 체온 및 혈압 측정, 휴식 등에 한정되어 있는 게 보통이다. 중대재해가 발생했을 때 제대로 된 역할을 수행할 수 없다는 의미다. EMT의 역할은 이때 필요하다. 일반적으로 응급처치의 종류가 심폐소생술이나 드레싱, 부목 처치 등에 국한된 것을 알고 있으나 기본처치 외에도 전문적으로 시행해야 할 술기가 많다. 더군다나 중증외상 환자에게는 기도확보와 산소처치, 심폐소생술 등의 기본소생술(BLS)과 함께 정맥로 확보, 약물처치, 제세동 등의 전문 심장소생술(ACLS), 외상처치술, 전문 기도관리, 구조에 대한 노하우, 특수상황에 대한 기본적인 배경 지식, 다수사상자 처치에 대한 중증도 분류, 알맞은 병원 선정 및 구급차 이송 중 환자 평가와 처치, 주변 상황을 통제하고 사고 조사 등 해결해야 할 일들이 한둘이 아니다. 그럼에도 불구하고 소방 외에는 EMT가 홀로 일해야 하는 상황이 잦다. 더 중요한 것은 업무범위의 한계로 인해 학교에서 배운 의료술기를 시행할 수조차 없는 상황이 일상이라는 점이다. 이를 해결하기 위해 지도의사를 통한 직접 의료지도로 일정 부분 대체는 가능하나 현장은 의료지도를 방해하는 요소들이 다분하다.

사망률을 줄이기 위해서는 현장에서 병원으로 이송되는 과정이 '소생의 사슬' 처럼 유기적으로 이루어져야 한다. 인력과 장비, 기본적으로 생명을 살리기 위해 필요한 전문처치를 가능하게 보장하는 법적 업무 개정이 필요하다. 이로 인해 어떤 처치가 환자의 예후를 좌우할지 알면서도 하지 않거나 못하는 일이 발생하지 않아야 한다.

EMT는 의료인으로 분류되지 않는다. 그러나 응급의료법을 기초로 하여 응급 환자의 상담, 구조, 이송, 응급처치 등 진료 행위를 시행하는 전문가다. 현장에서 사용하는 전문장비의 종류만 수십 가지이다. 커리큘럼 자체도 현장업무에 맞춰서 전문처치가 가능하도록 교육받고 있다. 환자의 생명을 가장 중요하게 생각하고 국민에게 유익이 되는 제도가 뒷받침되어야 한다. 의료인들과의 업무 중복에 따른 일자리에 대한 논란은 뒤로하고 각자가 다른 부분의 역할을 수행하여 환자의 생명에 유익이 되는 전문가들로 서로 인정하고 존중하는 자세가 필요하다.

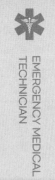

(제3장)

나의 몸값을

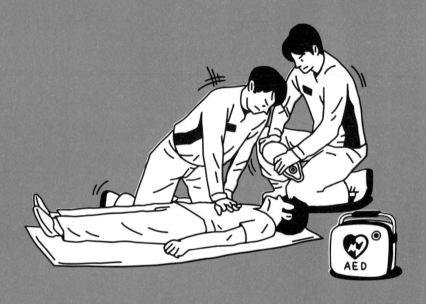

높이는
방법

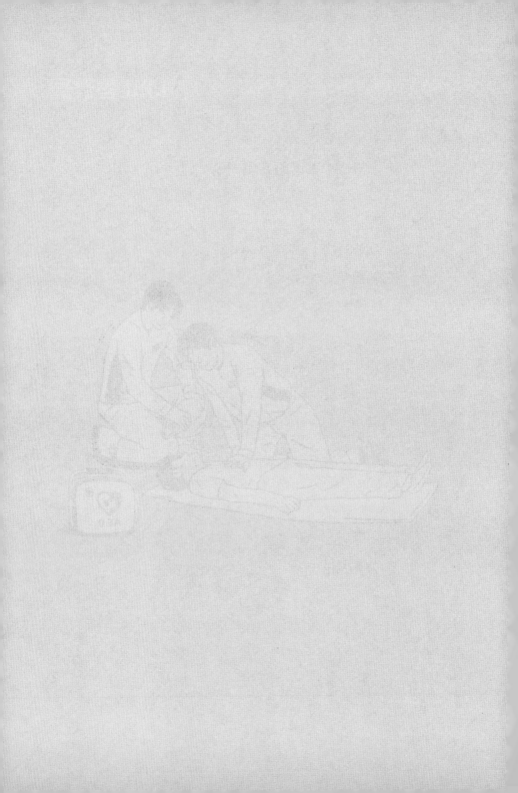

1천만 원
이상의 가치

2학년으로 복학하자마자 호주로 갈 수 있는 기회가 생겼다. 무려 경비의 절반을 학교에서 지원해주는 프로그램이었다. 이전까지 해외로 나가본 경험이 없었던 나로서는 이 기회를 놓치고 싶지 않았다. 학비와 비행기표의 50%에 해당하는 금액만 지불하면 됐었는데 절반이라고 해도 적은 금액은 아니었기에 고민이 되었다. 이참에 돈을 직접 벌어보자는 마음에 방학이 되자마자 친구와 공장에서 막일을 시작했다.

이른 새벽부터 작업복을 갖춰 입은 사람들이 삼삼오오 몰려들었다. 얼핏 봐도 수백 명은 되는 듯했다. 회사 내부로 들어가자 다시 입소하는 느낌이 들었다. 친구와 같이 와서 다행이라는 생각도 잠시, 곧바로 빗자루를 들고 바닥 청소를 했다. 건물들 사이에 놓인 길을 청소하는 것이었는데 흙을 옆으로 쓸어내기만 하면 됐다. 눈치를 보아하니 꼭 필요해서 시킨 일이라고 하기 보다는 일당은 줘야 하니 일단은 뭐라도 시키자는 생각이었던 것 같다.

　오전까지만 해도 빗자루질 외에는 아무것도 하지 않은 덕분에(?) 속으로 할 만하다고 생각했었다. 도시락도 제공해주었고 크게 어려운 일도 없었다. 그러나 식사가 끝남과 동시에 작업복으로 갈아입으라고 하더니 발에 맞지도 않는 안전화를 주고는 신으라고 했다. 마스크까지 쓴 채 들어선 곳은 장비 내부였다. 그곳에서 볼트를 풀고 배관에 연결된 호스들을 회수하는 게 그날의 진짜 일이었다. 석탄 가루 같은 분진이 사방에 흩날리는 것도 모자라 회수된 호스들이 엄청난 무게로 내 몸을 짓눌렀다. 1분도 쉬지 못한 채 백여 개의 호스를 날랐다. 온몸이 땀으로 범벅되었고 여기저기서 통증을 호소해왔다. 샤워 후에도 눈꺼풀에 낀 검은색 분진가루는 며칠 동안 문신처럼 남아 있었다.

　일이 끝난 뒤 친구와 나는 택시를 탔다. 야간 연장 근무는 엄두도 나지 않았을 뿐더러 한 손에는 파스와 약 봉투도 들려 있었다. 세상의 쓴맛을 본 우리는 삼겹살에 소주 한잔하며 일당을 모두 써버렸다. 그때 처음으로 현실의 벽을 느꼈다. 부모님에 대한 감사한 마음이 진하게 몰려왔다. '내일 또 와도 되겠는데?' 했던 생각은 온데간데없이 사라져 있었다.

"아, 그냥 돈이 하늘에서 떨어졌으면 좋겠다!"

　대학 등록금을 낸 지 얼마 안 된 시점이었기 때문에 부모님에게 도움을 요청하기는 어려웠다. 더군다나 제대까지 했으니 예전처럼 마냥 손 벌리기에는 머리가 커버렸다. 동생까지 대학을 보내려면 지금부터 등록금을 모아야 할 텐데… 동생은 부모님 힘들까 봐 보이스카우트도 못했었는데… 속으로 여러 가지 생각이 들었다.

꼬리에 꼬리를 무는 고민들이 이어지던 도중 갑자기 기숙사에서 친하게 지냈던 친구 한 명이 떠올랐다. 그 친구는 어렸을 때 호주에서 수년간 살았었는데 조언이 필요하면 언제든 이야기하라고 했었다. 어렵게 풀어놓은 나의 고민에 대한 그 친구의 대답은 의외로 명쾌했다.

"야! 그건 고민거리도 아니네. 가보면 생각이 달라질 거야. 그 돈이 너에게 큰돈인 건 알겠는데, 만약 나라면 천만 원이 들어도 가겠다."

며칠 뒤, 주말이 되자마자 집으로 갔다. 접수기간은 다가오는데 여전히 스스로 해결할 수 있는 길은 없어서 수백 번의 고민 끝에 어머니께 이야기했다. 부모님도 잠시 고민하는 듯했다. 때마침 삼촌이 집에 놀러오셨다. 친삼촌은 아니었지만 교회에서 어린 시절부터 나를 가르쳤던 선생님이기도 했고, 운동이나 무술을 가르쳐 주셨던 사부이기도 했다. 그리고 다음날, 삼촌은 내가 다시 기숙사로 떠나기 전에 어머니께 들었다면서 1천만 원이 든 마이너스 통장을 건네주셨다.

"부담 말고, 미래를 앞당겨 쓴다고 생각해! 나중에 돈 벌면 천천히 갚아."

삼촌은 내게 비밀번호가 적힌 통장을 쥐어주셨다. 나를 믿고 큰돈을 주신 삼촌에게 너무나도 감사했다. 덕분에 처음으로 해외로 나갈 수 있었다. 가장 큰 문제가 해결되니 그다음부터는 모든 것이 쉽게 느껴졌다.

비행기는 일본을 경유해서 갔는데 나리타공항에서 머물면서 다양한 일본의 모습을 볼 수 있었다. 한국을 벗어난 것도 처음인데 한 번에 두 개의 국가를 갈 수 있으니 그 또한 기쁨이었다. 첫날에는 공항 밖을 나갈 수 없었으나 돌아오는 날에는 공항에서 지정한 호텔에서 하룻밤 자야 했기 때문에 일본의 시내를 구경할 수 있다는 이야기를 들었다.

공항 밖을 나서자 일본과는 180도 다른 광경이 벌어졌다. 땅덩어리가 넓어서 그런지 모든 것이 큼직큼직했다. 학교와 연계된 유학원의 담당자가 안내를 해줬고, 우리는 시드니의 각기 다른 구역의 집들에서 현지인들과 함께 지내는 홈스테이를 하게 되었다. 나보다 학번이 늦지만 나이가 많은 형과 함께 룸메이트가 되어 시드니의 상징인 오페라하우스와 하버브릿지를 건너서 있는 마을로 차를 타고 이동했다. 다리를 건너자마자 왼편에 보이는 삼성과 엘지의 빌딩은 한국인에게 굉장한 자부심을 안겨다주었다. 15~20분 정도 차로 내달리자 홈스테이를 하게 될 집에 도착하게 되었다.

단층으로 된 단독주택 앞에 서자 노부부, '토니'와 '제인'이 우리를 반겨주었다. '몰리'라는 골든리트리버도 마당을 자유롭게 뛰어다녔다. 두 분은 금실이 좋아 보였고, 표정 또한 평온했다. 집 내부로 들어서자 따뜻한 느낌의 우드와 가구들이 여유롭게 배치되어 있었다. 나는 주방 옆쪽에 있는 방을 배정받았는데, 이층 침대가 있었고 푹신한 하얀 매트리스와 침구가 있었다. 짐을 간단히 풀고 나서 저녁식사를 하기 위해 식탁에 앉았다. 메뉴는 닭구이였다. 두 분은 이미 식사를 하신 상태였고, 우리는 두 명인데 닭 한 마리가 오븐에 구워져서 나왔다. 혈기 넘치는 젊은 성인 남자 두 명이 먹기에는 한 없이 부족한 양이었지만 워낙에 따뜻한 미소와 친절함에 불평불만 할 수 없었다. 영어 구사가 원활하지 못했기 때문이다. 아주 간단한 의사소통만 가능했음에도 서로가 서로의 말을 어느 정도는 알아들었다.

음식을 먹으면서 이야기를 나누다 보니 긴장도 조금씩 풀렸다. 저녁식사가 끝나갈 무렵 부부의 가족이 한 명 더 왔다. 제인 아주머니 동생의 친구였는데 이미 우리 옆방에서 같이 살고 있었다. 이름은 '라리'였는데 얼굴은 맥가이버에 나오는 배우를 닮았고 목소리는 매력적인 중저음이었다. 그는 위스키를 마셨고 손으로 직접 말아서 피우는 담배를 폈다. 우리가 어떤 공부를 하는지 물었고 의학을 배운다고 하니 놀라는 눈치였다. 그러면서 제인 아주머니의 어머니가 심정지가 왔던 이야기를 서로 주고받았다. 이야기를 듣고 있자니 의학용어를 일상적으로 쓰는 듯했다. 무엇보다 익숙한 단어들이 대화에 등장하는 게 신기했다. 심정지 이야기가 나왔을 때 심전도와 처치에 대한 설명을 간략히 해주자 의학에 대해 배운다는 것을 어느 정도 인정하는 눈치였다.

두 번째 날부터 시드니 시내에 있는 곳으로 버스를 타고 출근을 했다. 어학원에 가서 언어 수준에 대한 테스트를 했고, 반을 나눠서 외국인 친구들과 함께 수업을 들었다. 호주 현지 EMS(Emergency Medical System)가 어떻게 구성되어 있는지 지역마다 있는 앰뷸런스센터를 견학하고, 구급차도 어떤 종류들이 있는지 살펴보고 수업도 받았다. 호주 현지에서 의대를 다니고 있는 선생님의 도움을 받아 오후에는 응급처치와 관련된 수업도 받았다.

호주에서는 급여를 주급으로 지불했고, 주말이 되면 대다수가 휴식을 갖거나 여행을 다닌다. 임금도 높은 편에 속해 아르바이트만 해도 생계를 유지해나갈 수 있었다. 같이 온 형 중 한 명은 일본인들과 같은 집을 쓰게 되어서 일본인 친구들도 많이 사귈 수 있었다. 3일 차쯤 되자 웬만큼 적응이 되었는지 길을 묻는 한국인들에게 친절히 길을 알려줄 정도의 오지랖을 부리는 것도 가능하게 되었다. 자유시간이 주어질 때면 룸메이트 형과 버스를 타고 무작정 종점까지 가보기도 했다. 시내버스를 투어버스 삼아 길도 익히고 사람 구경도 했다. 모든 것이 태어나서 처음 보는 것이었고 머릿속에 최대한 많은 것을 담아두고자 쉬지 않고 돌아다녔다. 견문을 넓힌다는 것은 나의 '고정관념'을 버리는 것이다. 내가 가진 고정관념을 버리고 생각의 크기를 넓힐 수만 있다면 천만 원도 아깝지 않다.

세상이 발전해도 결국
'사람'이 하는 일

회사 생활을 하다 보면 누군가를 추천해야 할 일이 생긴다. 적재적소에 좋은 사람을 추천하고, 그 사람이 해당 영역에서 마음껏 능력을 발휘하는 것을 볼 때면 그만큼 뿌듯한 일도 없다. 문제는 좋은 자리가 생겨도 추천할 만한 이가 떠오르지 않을 때다.

실력이 있어 보이면 책임감이 없고, 실력과 책임감을 모두 갖추면 인내와 배려심이 없다. 일부 사람들은 관계를 굉장히 쉽게 생각한다. 그리고 상대가 왜 그렇게 행동했는지 심사숙고하지 않고, 자신의 상황과 이익부터 저울질한다. 스스로 측정한 무게에 상대를 정의하기도 한다. 오해의 대부분은 혼자만의 생각 속에서 만들어진다. 요즘 시대엔 누구나 바쁘고, 누구나 어려운 상황이 있다. 하지만 이는 대다수가 겪는 일이다. 관계를 소중히 여기지 않는 사람은 인연을 놓치고, 사람을 놓친 사람은 기회도 놓친다.

커뮤니티를 운영하다 보니, 드물긴 해도 추천인 의뢰를 받는 경우가 있다. 눈여겨보던 사람이나 정말 친한 사람들이 추천을 원할 때 누군가를 소개해주는 경우가 있는데 의외로 상식 밖의 행동을 하는 경우가 종종 있다. 면접을 보기로 한 자리에 아무런 말도 없이 나오지 않는 경우가 대표적이다. 소개해준 입장에서는 굉장히 민망하고 미안한 일이다. 문제는 이런 일이 한두 번이 아니라는 점이다.

때로는 소개해달라는 사람도 구체적인 채용 계획 없이 인재 추천을 부탁해오기도 한다. 심지어 인사권이 전혀 없는 경우도 있다. 취업이 언제 될지도 모르는 상황에서 무한정 기다릴 사람은 없다. 가까운 미래에 대한 기본적인 준비도 되지 않은 상태에서 요청만 해오는 경우는 도대체 어떠한 생각에서일까? 백 번 양보해서 어느 정도 자리에 있으면 본인의 권위나 지위를 과시하고자 큰 의미 없이 내뱉을 수 있다. 그러나 대다수는 타인의 입장을 전혀 고려하지 않은 결과일 것이다.

중차대한 의사결정을 할 때에는 나의 행동이 다른 사람에게 어떤 영향을 미칠지도 고려해야 한다. 어쩔 수 없이 피해가 예상되는 상황이라면 미리 이야기하고 양해를 구하거나 먼저 사과를 하는 것도 좋다. 대한민국 사람에겐 상대를 이해할 수 있는 '아량'과 '정'이 있기 때문이다. 자신이 할 일은 마땅히 하고, 타인의 생각을 헤아리고 심리적 변화를 읽을 줄도 알아야 한다.

+ + +

우리는 때때로 타인에게 상처받지 않기 위해 '가면'을 쓴다. 자신의 본 모습은 감춘 채 상대의 속마음만 보려고 달려든다. 인간관계의 피곤함은 거기서 온다. 먼저 믿음을 보였을 때 내가 원하는 것도 얻을 수 있는 게 관계의 기본이다. 제아무리 4차 산업에 인공지능이 발달하고, 무인화가 보편화되어도 과거로부터 이어지는 모든 것들이 없어지지는 않았다. 그리고 그 모든 것은 결국 '사람'이 하는 일이다. 온라인이든 오프라인이든 우리는 사람과 뒤섞여 살아갈 수밖에 없다.

인간관계에서 너무 완벽하려 하지 않아도 된다. 오히려 상대는 내가 실수했을 때 더 인간적이라 느낄 수 있다. 완벽할 것만 같은 사람이 실수하는 모습을 보면 상대는 마음의 문을 열 가능성이 더 높다. 이것을 '실수 효과'라 한다. 응급구조사도 어찌 보면 사람을 상대하는 직업이다. 말 한마디에 더 많은 정보를 얻을 수도 있고, 상대를 안심시킬 수도 있다. 빠르게 상황을 파악하고 심리적 안정을 도모하기 위해 친근감 있게 환자들에게 다가가야 한다. 마음을 얻는 가장 빠른 방법은 '공감'과 '진정성'으로부터 나온다.

만약 상대의 경계심을 허물고자 한다면 이름을 불러주거나 선생님 같은 존칭을 불러주는 것이 좋다. '어르신'이라 부르는 것도 괜찮지만 듣는 사람에 따라 기분 나빠할 수도 있다. 세월은 흘러도 마음은 늘 20대라는 사실을 기억하자. 환자가 억지주장을 펼치거나 들어줄 수 없는 요구사항을 말할 때에는 부드럽지만 단호한 말투로 거절해야 한다.

목소리를 높이면 감정싸움이 될 수 있기 때문에 흔들림 없는 말투로 같은 이야기를 반복해서 답하면 된다. 그런 게 아니라면 가급적 '시소의 원리'를 기억하자. 나를 낮추면 반대편에 있는 상대는 자연스럽게 올라간다. 위로 올라가버린 사람은 나를 낮춰보며 심리적 우월감을 느끼며 안정을 찾고 마음을 열 수 있다. 그렇다고 내가 진짜 현실에서 낮은 사람이 되는 게 아니니 먼저 거리를 좁혀주고 상대의 걱정과 아픔을 해결해주면 더 많은 것을 얻을 수 있다.

베푼다는 것

시험기간에 공부하는 유형은 다양하다. 대부분은 도서관이나 집에서 책상에 앉아 몇 시간씩 움직이지 않고 공부를 한다. 몇몇은 몸에 약간의 움직임을 주면서 시험 범위를 공부하고 머릿속에 넣기 위해 노력한다. 친구들끼리 모여 질의응답을 건네 보기도 하고, 서로가 잘 아는 부분을 설명해주기도 한다.

밤을 새우기 위해 커피나 자양강장제, 에너지 음료를 마시는 일도 익숙하다. 언젠가 약리학 교수님께서는 잠을 이길 수 있는 방법으로 '칼슘' 제제 복용을 추천하시기도 했다. 실험 삼아 먹어보았는데 초반에는 효과가 좋았다. 그런데 암기했던 내용이 아주 명확하게는 떠오르지는 않았던 걸 보면 적극적으로 추천할 정도는 아닌 것 같다.

나는 주로 공부해야 할 내용을 다시 한번 노트에 정리하면서 암기하는 타입이었다. 돌이켜 보면 아웃풋이 없는 비효율적인 방법이었다. 공부를 했다고 착각하는 것이다. 아웃풋에 대한 연습이 없으니 공부한 내용을 정확히 알고 있는지 확인해볼 길이 없다. 노트 필기는 기가 막히게 했는데 시험은 내 노트를 시험 전에 잠깐 빌려본 친구가 더 잘 보는 격이다.

쪽지시험이 있었던 어느 날, 후배들이 의학용어가 정리된 내용을 보고 있었다. 여러 명이서 돌려보기에 뭔가 싶어 보려고 하자 공유하기 싫은지 경계하는 눈치였다. 사실 그 자료들은 내가 만든 것이었다. 사람들은 자신들이 시간을 들여 정성껏 만든 것을 남에게 주는데 인색하다. 본인이 만든 자료를 자신이 가르치는 학생에게 주지 않는 교수들도 있다. 경쟁자에게 보여주기 싫어하는 마음은 이해되지만 제자들에게도 그러는 것은 안타까운 일이다. 물론 이해되는 부분도 있다. 많은 사람들이 자신의 노력으로 얻으려 하지 않고 누군가의 결과물을 아무런 대가 없이 가지려 한다. 고마움의 표시라도 하면 다행인데 오히려 뻔뻔한 이들도 있다.

대가 없이 자료를 주었을 때 그가 내가 만든 소중한 자료들을 베껴서 어디엔가 쓸 것 같지만 그렇지 않은 경우가 99%이다. 어차피 내가 만든 것들도 대부분 직접 연구한 게 아니라 책, 논문, 영상 등 다른 누군가의 창작물들을 보기 좋게 정리한 것이다. 그렇기 때문에 너무 인색할 필요가 없다. 나 또한 누군가가 베푼 지식을 공짜로 얻을 때도 많으니. 더욱 중요한 사실은 어렵게 받은 자료도 막상 잘 보지 않는 경우가 태반이다. 심리적으로 자신이 원하는 것을 얻었기 때문에 성취감과 만족감으로 이미 욕구가 채워졌다. 따라서 받은 자료를 다시 열어볼 확률은 낮다.

내가 만든 자료! 기획하고 만들 줄 안다는 것 자체만으로 의미가 있다. 할 줄 안다는 사실이 의미 있고 중요하다. 누군가는 고마워할 것이고, 그것을 기회로 바꾸는 이는 더 좋은 창작물을 만들게 될 것이다. 그 좋은 결과물에 나도 일조했다는 사실 자체가 기쁘지 않은가? 베풀었을 때 얻어지는 긍정적인 이미지와 평판도 무시할 수 없다. 고마움의 표현이 내게 돌아온 경우 약간의 뿌듯함과 보람도 느낄 수 있다. 나 또한 살아가면서 필연적으로 누군가의 도움을 받을 수밖에 없다. 베푸는 대상의 종류만 다를 뿐 마음은 비슷하다.

더 높은 곳을 가야
길이 보인다

회색 건물에 파란색 혹은 주황색과 같은 원색 지붕 그리고 연기 가득한 굴뚝. 일반적인 제조업 공장의 모습이다. 멀리서 보아도 공장임이 한눈에 드러난다. 그에 반해 내가 다니는 회사는 겉에서 보면 빌딩과도 같은 크고 깔끔한 외관에 조경도 잘 갖추어져 있다. 처음 공장에 갔던 날, 복도 앞에 슬로건으로 적어놓은 글귀는 아직도 생생하다.

"같은 생각, 같은 행동"

북한과 인접한 파주에 위치한 회사여서 그런지 몰라도 '사회주의?' 싶은 게 첫 느낌이었다. 개인의 능력과 개성은 배제되고 생각은 깊게 하지마라. 그저 공장의 한 일원으로서 부품의 역할에 충실해라! 긴장으로 가득 찬 신입사원에게는 더욱 충격적으로 다가왔다.

회사의 미래는 연구원이고 그것을 가능하게 하는 시스템을 기획하고 관리하는 것은 사무 직원들이다. 이들이 '머리'에 해당한다면 기능직은 물건을 만들어내는 '손과 발'이다. EMT는 그 손과 발이 아프지 않게 지원하는 부서의 일원이다. 직군의 차이가 있더라도 개인의 능력에 따라 성과에 대한 보상은 따로 받을 수 있지만 기회가 많거나 보상의 정도가 크지는 않다. 다행히 감독자는 기능직이라는 한계를 넘어서서 주어진 업무만 수동적으로 하는 것이 아니라 업무를 기획해서 만들고 수행할 수 있도록 했다. 주문받은 내용을 그대로 수행하는 기계처럼 시키는 일만 하면 되었던 환경에서 능동적으로 일한다는 것은 사람마다 다르게 받아들여질 수도 있다.

누군가는 돈을 더 주는 것도 아닌데 일을 더 많이 한다는 느낌을 받을 수도 있다. 반대로 스스로 업무능력을 키워서 눈치 보지 않고 주도적으로 일하는 것으로부터 보람과 만족감을 느낄 수도 있다. 개개인이 느끼는 것은 다르다. 다만, 분위기가 수직적이고 일에 대한 일관성이나 영양가가 없다면 열정을 일으킬 동기부여 자체가 없기에 재미가 없다.

직군이 나뉜다는 것도 회사에 입사하고서야 알게 되었다. 대학생활 동안 인턴이나 기업 공모전 등의 활동을 하지 않았다 보니 사회를 몰라도 너무 몰랐다. 사회에는 단계가 정해져 있고 그것을 넘어서지 못하게 만드는 장벽도 세워져 있다. 직급에 따라 입는 유니폼도 다르다. 신라 시대 육두품이 따로 없다. 기능직의 경우, 본인들이 입을 옷이 아니기 때문에 유니폼에 엉뚱한 글자를 넣는 기획을 하기도 한다. 우리는 유니폼에 '응급구조'라는 한글을 빨간색 글씨로 넣으려고 하던 것을 겨우 막아냈다. 유니폼을 입는 것 자체가 너무 싫어서 이직을 생각하기도 했다. 그리고 나는 마음먹은 바를 바로 실천한다.

+ + +

자동차 회사에 지원을 해서 서류에 합격했고, 면접까지 보러갔다. 공장에 들어서자 검정색 고급세단 3대가 면접 보러온 우리를 데리러 왔다. 역시, 다르구나! 벌써 합격이라도 한 듯 뿌듯함을 입가에 머금고 차에 올라탄다. 차에 올라타서 면접 보는 장소까지 이동하는 동안 양쪽 창문을 바라보며 공장의 전경을 확인했다. 만약, 내가 이곳에서 일한다면 가장 먼저 공장의 배치가 어떻게 되어 있는지 레이아웃을 파악해야 하기 때문에 유심히 지켜봤다. 그런데 차가 이동하면 할수록 너무 실망스러웠다. 건물이 꽤 오래전에 지어졌는지 어판장 같은 느낌이었다. 바다 비린내만 빼면 거의 유사했다.

면접은 잘 봤지만 이직하고 싶지 않은 마음이 더 컸다. 그리고 이직을 결심하는데 가장 크게 일조한 유니폼 상태는 더 심각(?)했었다. 그곳의 직원들은 위아래가 일체형으로 된, 마치 정비공 같은 유니폼을 입고 있었다. 회사를 옮기겠다던 패기는 온데간데없고 돌아온 직장이 너무나도 아름답게 느껴졌다. 쾌적하고 세련된 건물들이 새삼 새로워 보였다. 유니폼도 너무 촌스럽지 않게 디자인된 것을 고르게 되었다.

유연한 사고의 필요성

"EMT를 전공했는데 구급업무만 해야 해!"라는 것은 기본적으로 응급의료인으로서 자부심과 긍지를 느낄 수 있는 말이기에 공감하며 우리에게 필요한 마음이다.

그렇다면 "EMT를 전공했기에 구급업무는 당연히 할 수 있어!"라는 말은 어떨까?

세상은 빠르게 변하고 그 흐름에 빨리 타고 사회가 필요로 하는 유연성을 가져야 흐름을 주도할 수 있다. 전공분야에 대한 업무는 고유의 영역이기에 꾸준히 갈고닦아야 한다. 더불어 꼭 그것만 할 필요는 없다. 개개인의 능력치와 관심도가 다르기에 할 수 있는 분야를 늘려갈수록 우리의 몸값도 높아져간다.

한 분야의 전문가가 되는 것도 중요하지만 지금은 변화의 시대이다. 강점을 여러 가지로 만들려고 노력해야 선택지를 넓힐 수 있다. 가장 좋은 것은 주 전공인 구급에 대한 지식과 술기 등 능력치를 최대한 늘려서 현장에 대한 경험을 풍성히 갖고 단계로 나아갈 수 있도록 준비하는 것이다. 그다음 단계는 교육의 길도 있지만 고위직으로 향할 수 있는 기회를 늘려야 한다. 개인적으로는 처음 이야기한 구급업무에 대한 애착과 자부심을 갖고 있는 상태로 여러 분야별 최상위 전문가가 되거나 권한을 가진 직책을 가진 사람이 많아져야 한다.

보건복지부에도 EMT가 여러 명 근무하지만 주어진 행정업무만 하기에도 바쁘다. 권한을 행사할 만큼의 자리에 올라가야 하고 그곳에서 오르더라도 EMT의 관심과 긍지가 없다면 아무 일도 일어나지 않는다. 이렇듯 이 직군은 시스템에 의한 단계별 상승의 인프라가 거의 없다. 개개인에 의지해서 각 단계의 종류를 만들어야 하는 숙명을 갖고 있다. 만만하고 편한 직업이 아니란 말이다. 냉정하고 객관적으로 바라본 느낌이다. 개인의 몸값도 올리고 직군 전체의 발전을 위해서라도 더 높은 곳을 향해 가야 한다.

선택지를 넓히는
가장 확실한 방법

① 나에게 솔직한 삶을 살지 못하고 다른 사람이 기대하는 대로 살았
   던 것

② 너무 일만 했던 것

③ 용기를 내어 감정을 솔직하게 표현하지 못한 것

④ 친구들과 계속 연락하지 못했던 것

⑤ 더 행복하게 살지 못했던 것

위의 5가지 후회는 브로니 웨어(Bronnie Wear)의 〈내가 원하는 삶을 살았더라면〉에 나오는 '죽을 때 가장 후회하는 5가지'이다. 임종을 앞둔 사람들이 흔히 하는 후회에 대한 것으로, 대부분이 '나' 자신이 아닌 '타인'의 기대나 뜻에 맞춰 살아온 지난 세월을 후회하고 있었다.

우리는 스스로 선택하는 방법에 익숙해질 필요가 있다. 인간은 태어날 때부터 주도적인 선택이 가능하도록 디자인되었다. 그 내재된 능력을 '자유 의지'라 부른다. 그럼에도 불구하고 우리는 선택권을 남에게 내주고 선택을 회피한다. 모든 선택에는 책임이 주어지는데, 내가 선택한 결과에 대한 책임을 지고 싶지 않기 때문에 선택을 포기한다. 만약 만족스러운 결과가 나오지 않으면 남 탓하고 자신을 보호할 수 있다. 하지만 결국 손해 보는 것은 선택을 요구했던 이가 아니라 나 자신이다.

올바른 선택을 내리기 위해서는 사회적 압박을 극복해야 한다. 애매한 태도는 여지를 남긴다. 의사결정을 해야 할 상황이 되면 단호하고 정중하게 '아니오'라 말할 수 있어야 한다. 나의 판단과 인간관계를 서로 분리시켜야 한다. 종종 직설적으로 거절하는 것을 부담스러워하여 필요한 타이밍에 이야기를 못하는 경우가 있는데 거절 한 번으로 세상이 무너지지 않는다. 선택에 따르는 기회비용을 생각할 필요가 있다.

자연스러운 거절을 위해서 유머를 활용해보는 것도 좋다. 그것이 어렵다면 '노코멘트'도 하나의 방법이다. 상대는 계산된 질문을 던지게 될 텐데 그것에 꼭 빠르게 답변할 필요는 없다. 충분히 생각하고 답변해도 된다. 오히려 더 신중하게 보이고, 실수하지 않게 된다. 아무리 노력해도 거절하기 어렵다면 수용 가능한 범위까지만 허락하고 전체는 거절한다. 할 수 없는 것에 대답해놓고 입으로 내뱉은 말을 지키지 않는다면 인간관계에서 가장 중요한 '신뢰성'을 잃어버릴 확률이 높다.

개인에게 주어진 시간과 기회비용을 스스로에게 부족한 부분에 투자했으면 한다. 30대 후반에서 40대가 되니 사회는 나에게 인풋이 아닌 아웃풋을 요구한다. 사회적으로 일정한 지위에 도달하게 되면 그 자리가 높거나 권한이 많을수록 사람들의 기대치는 아웃풋에 초점이 맞춰져 있다. 나는 아직 부족하고 주어진 일들에 대해 전문가처럼 완벽하게 해낼 수 없을 것만 같은데, 사회는 용납하지 않는다. 결과를 내지 못했을 때의 두려움과 부담감도 나를 억누르고 자신감이 줄어들 수도 있다.

가정에서도 남편으로서 또는 아버지로서의 역할을 기대하고, 회사에서도 지위에 따라 요구하는 일의 업무량과 처리하는 속도, 역량 강화에 대한 기대치가 올라간다. 전문분야에서도 SNS상에서 노출된 이미지를 통해 첫인상을 만들고 프레임을 씌워 기대치를 높인다.

종교 안에서도 개개인들에게 바라는 기대치와 요구도가 전부 다르다. 우리는 그렇게 수행해야 하는 역할들이 있는데 누군가 나에게 어떤 일을 해달라고 직접적으로 요구하지 않더라도 자리 자체만으로도 갖게 되는 부담감이 있다. 그러다 보니 외부의 시선은 사회의 인지도가 올라가고 많은 것을 이룬 것처럼 보일지라도 스스로는 결핍을 느끼고 때로는 불안한 감정을 느끼기도 한다.

조금 더 공부할 수 있는 인풋이 필요한데 왜 나한테 여기저기서 바라는 것들이 이렇게 많지? 저들이 생각한 것보다 내가 무능하면 어떡하지? 또는 나의 무능함이 탈로 나버리면 어떡하지? 조금이라도 젊을 때 더 열심히 살았어야 했는데, 의미 없이 지나간 자투리 시간이 너무 아깝다고 아쉬움도 남긴다.

아인슈타인은 "어떻게 내가 이런 명예를 가졌지? 사기꾼이 된 느낌이야"라며 죽기 전에 탄식하며 말했다고 한다. 성공한 이들 중 약 70%는 자신이 사기꾼이라 느낀다고 한다. 이것을 '사기꾼 증후군'이라 한다. 이런 느낌을 갖는 이유는 실제로 어느 정도 정상에 오르고 난 뒤에 느끼는 한계 때문이다. 내가 성공한 사람은 아니지만 나이가 차고 맡게 된 역할이 많아질수록 위와 같은 감정을 느끼게 되는 것 같다.

아무도 알려주지 않는
심리 기술

공장 근로자들은 안전 관련 업무자들을 불편해한다. 겉보기엔 화기애애해 보이지만, 공장의 근로자들은 '작업 중지'가 되지 않기 위한 눈치를 볼 수밖에 없다. '무슨 꼬투리를 잡으러 왔지?', '귀찮게 또 왔네!' 등의 생각을 할 수 있는 것이다. 입장을 바꿔놓고 생각해보면 자연스러운 일이다.

내가 하는 일에는 사고를 예방하여 사람들이 다치지 않도록 '안전점검' 하는 것이 포함된다. 하지만 그런 명분에도 불구하고 점검을 당하는 근로자는 반가워하지 않는다. 협력사 입장에서는 안전에 대한 부적합이 적발되었을 때, 공사가 중지되거나 벌점을 받게 되는데, 이는 다음 작업 또는 다음 해의 입찰공고 시 불이익으로 이어질 수 있다. 민감해질 수밖에 없는 부분이다. 부적합 사항이 나와도 임기응변으로 넘어가거나 숨기는 경우가 있는 것도 이 때문이다. 사실 여부를 판단하기 어려운 서류적인 부분도 많다. 예를 들면, 실제로는 근로자에게 안전교육을 진행하지 않았으나 교육 일지에 서명하는 경우, 업체명이 같아도 작업이 다를 경우 각각의 일지를 써야 하지만 얼렁뚱땅 묻어가는 경우 등이 있다. 점검하는 사람도 업체가 동일하기 때문에 의심 없이 넘어갈 때도 있다. 이런 경우는 간단한 유도신문으로도 해결이 가능하다. 서명의 경우에는 근로자들을 불러서 사인하도록 하면 바로 현장에서 사실 여부를 가릴 수 있다. 두 번째 경우는 각 파트별 일지들을 전부 확인해보면 사실을 확인해볼 수 있다. 이런 일들은 EMT의 업무에서도 나타난다. 사고가 발생하면 임직원의 경우에는 인사고과에 영향을 받을 수 있고, 협력사는 벌점을 받을 수도 있다. 그래서 거짓 보고를 하는 경우도 있다. 밖에서 일어나는 불특정 다수의 환자에게도 이런 상황은 얼마든지 나타날 수 있다.

피해자의 시선에서 생각해보기

'집단 따돌림'은 몇 년째 사그라지지 않는 심각한 청소년 문제지만, 최근에는 직장에서도 이와 유사한 문제들이 발생하고 있다. 서로의 이해관계나 성향이 맞지 않아 갈등이 발생하기도 하지만 지위나 권력을 앞세운 일방적인 괴롭힘도 나타난다.

근무 중이었던 어느 날, 저연차 직원이 칼로 손목을 그어 자해를 했다. 보통의 경우라면 동료들이 놀라며 걱정하는 모습을 보일 것이다. 하얀 타일의 화장실에 피가 사방에 튀어 있었다면 더더욱 그랬을 것이다. 하지만 그 직원에게 전화를 한 선배의 첫마디는 걱정이 아닌 왜 신고했냐는 말이었다. 순간적으로 '가해자'가 누군지 예상이 되는 상황이기도 하다. 민감한 사항에 대해 직접적으로 물어보지 않고 돌려서 이야기할 필요도 있다. 병력 사항 문진 한다고 매뉴얼대로 다 물어볼 필요도 없다. 필요한 부분만 물어봐라.

만약 범죄현장에서 가해자가 보호자라면 어떨까? 우리는 현장에서 상처를 토대로 상황을 예측할 수 있다. 아동학대로 의심되는 정황이 보이는데 부모에게 모든 것을 물어본다면 그게 전부 사실일 리 없다. 차라리 치료를 명분으로 앞세워 아이와 부모를 분리시킨 다음, 부모에게는 아이가 다친 정황에 대해 질문해보고, 아이에게는 아이의 눈높이에 맞는 치료해주면서 심리적으로 진정시킨 뒤 간단한 몇 가지 질문들을 해본다. 부모의 응답은 녹음을 해두는 것도 좋다. 녹음자의 대화도 함께 녹음된다면 불법이 아니다. 이후 아이와 부모의 말을 대조해본다. 녹음된 자료는 경찰에 증거자료로 채택이 가능하다. 우리는 아동학대 신고의무자이기도 하다. 아동학대 가해자의 가장 많은 퍼센트를 차지하는 것이 바로 '부모'임을 기억하자!

상처를 통해 어떻게 다친 상황인지 예측해보자. 상처의 종류가 무엇인지, 만약 찢어진 상처라면 방향이 어떤지, 길이가 몇 cm인지 등 물체와 비교하여 사고 원인을 조사할 수도 있다. 목격자도 한 명의 말을 믿지 말고 여러 명의 말을 들어봐야 더 객관성 있다.

거짓말과 신체 변화

FBI 심리기술에 의하면, 거짓말할 때 눈을 깜빡이는 빈도가 4~5배 정도 늘어난다고 한다. 동시에 눈빛이 흔들리는 경우도 있다. 피로하거나 스트레스가 가중되었을 때도 마찬가지다. 대화 중 시선이 위쪽을 향해 있다면 무언가를 상상하고 있을 수도 있다. 미간을 찌푸리는 행동은 자신도 모르게 동공과 눈 주변의 근육이 미세하게 수축했기 때문이다.

대화 도중 시선을 다른 곳으로 회피하는 것도 대화의 주제를 피하고 싶다는 암시일 수 있다. 주의할 점은 속이기로 마음먹은 사람들은 오히려 상대의 눈을 직시할 수도 있다는 점이다. 하지만 우리에겐 코도 있다. 긴장하거나 두려울 때 코에 있는 모세혈관으로 혈액이 모이기 때문에 불편해진 코를 자주 만지게 된다. 발도 출구 쪽으로 향해 있을 확률이 높다.

거짓말할 때 대화의 특징

사고 경위를 설명하는 대화를 할 때 자신을 숨기기 위해 '나'를 뜻하는 단어를 잘 사용하지 않는다. 자신도 모르게 목소리 톤을 높이기도 한다. 이야기를 잘 들어주다가 시간을 두고 초기에 했던 질문을 다시 해보자. 즉흥적으로 임기응변에 의해 지어낸 대답은 기억 못 하고 처음 대답과 달라질 수 있다.

우리가 이렇게 관찰하고 확인하는 궁극적인 이유는 범인을 잡거나 거짓말의 진위를 가리고자 하는 게 아니다. 너무 심취해서 경찰처럼 심문하면 안 된다. 보호자뿐만 아니라 환자 역시 우리에게 사실을 이야기하지 않는 경우들이 많다. 우리를 전문가로서 신뢰하지 않는 게 원인일 수도 있다. 어디가 어떻게 아픈지 물어봤을 때 아무런 대답도 않다가, 병원 도착 후 의사가 질문하자 마치 기다린 사람 마냥 속사포로 답변하기도 한다. 나와 의료진의 질문이 동일했음에도 답변이 전혀 다른 경우도 있다. 이럴 때는 속상해하지 말고 출동 및 처치기록지에 병원 도착 후 진술이라 추가하여 작성하는 것이 팁이라면 팁이다.

'일반화' 하는
연습을 하자!

    회사에서 만난 한 상무님은 다른 분야의 일을 하시다 처음으로 '안전/보건' 파트를 담당하게 되었다고 했다. 상무님은 여러 보고서들을 훑어보고는 "최대한 이해하기 쉽게 만들라"는 지시를 내렸다. 전문용어는 되도록 피하고 쉬운 언어를 쓰라는 것이었다. '일반화'가 필요했다.

    우리는 알게 모르게 대화 도중에, 발표 시에, 강의시간에 어려운 용어나 외국어를 섞어서 말하곤 한다. 자라온 환경에 의한 자연스러운 것일 수도 있으나 그럴싸해 보이기 위함일 수도 있다. 그런데 우리가 어떤 것을 이해해야 하거나, 누군가를 이해시키려면 있어 보이는 것들은 멀리해야 한다. 광고 카피를 쓰거나 다른 사람을 가르치는 이들에게도 일반화는 중요하다. 여기서 말하는 일반화란 대중이 이해하기 편한 언어를 사용하자는 의미다.

외국어를 쓰거나 어려운 단어를 써야만 지적으로 보이는 것은 아니다. 두 명의 교수가 있다고 가정해보자. 첫 번째 교수는 하버드 출신에 유명한 논문과 저서를 남기는 등 학계로부터 인정받지만 그의 강의는 내용이 너무 심오하고 어려워서 청취자가 쉽게 이해하지 못한다. 두 번째 교수는 명성이 있지도 않고, 명문대학을 나오지는 않았으나 어려운 개념들에 대해 쉽게 풀어줘서 많은 이들이 쉽게 이해하고 공감했다. 다른 건 몰라도 적어도 배움에 있어서는 후자가 낫다.

일반화한다는 것은 생각보다 어려운 일이다. 때에 따라서는 전문용어를 쓰는 것이 더 쉽게 느껴질 수도 있다. 유명 입시학원의 일타 강사들은 쉽게 설명하는 것에 있어서는 최고의 전문가들이다. 이들은 많은 학생들에게 개념을 이해시킴과 동시에 오래 기억할 수 있도록 수업을 진행한다. EMT 역시 교육에 익숙해져야 하는 직업 중 하나다. 일을 하다 보면 강의를 해야 하는 경우가 많은데 남들 앞에 서는 것이 두려운 사람도 있고, 말주변이 없어 발표나 강의에 미숙한 사람도 있을 것이다. 이럴 때엔 '일반화'에 집중해보자. 어려운 말을 쓰지 않아도 정보를 쉽게 전달함으로써 나의 가치를 더 높일 수 있다. 말을 하거나 글을 쓰는 등 소통을 할 때에도 상대에 따라 눈높이를 달리하되 보편적인 표현을 쓰는 게 의미 전달을 가장 효과적으로 할 수 있다.

'일반화'를 잘하기 위한 Tip

▌문장은 최대한 간결하게!

글을 쓸 때나 말을 할 때에도 호흡이 길어지면 복잡하게 느껴질 수밖에 없다. 긴 문장을 구사하는 것이 어렵다면, 짧게 짧게 끊어서 사용하는 것도 좋은 방법이다.

▌단어는 쉽게!

우리나라에서는 영어나 한자 등의 외래어가 많이 쓰이고 있다. 최근에는 각종 신조어들과 줄임말도 많이 생겼다. 외국어나 전문용어, 특정 세대만 이해할 수 있는 줄임말 대신 쉬운 단어를 선택해서 쓰자. 조금만 찾아보면 대체 가능한 언어들이 무수하게 많다.

▌표현은 명확하게!

몇 번이고 반복해서 읽어도 이해하기 어려운 문장들이 있다. 대화를 할 때에는 되물어볼 수 있는 기회라도 있지만 글로 전달된 메시지는 중의적 표현이 많은 우리말 특성상 혼란을 가져올 수 있다. 오해가 생기지 않도록 전하고자 하는 메시지는 되도록 명확하게 표현하자.

▌예시를 활용해서!

이해를 돕기 위해서는 스토리가 중요하다. 흥미로운 스토리는 관심을 끌고, 듣는 이로 하여금 쉽게 이해할 수 있도록 돕는다. 전달하고자 하는 내용을 이해할 수 있도록 공감 가는 글이나 이야기를 사용하자.

▌결과나 핵심 내용은 앞으로!

전달하고자 하는 내용을 가장 먼저 이야기하자. 우리는 서론이나 본론을 너무 장황하게 늘어놓는 바람에 정작 무슨 이야기인지 머릿속에 남아 있지 않은 경우가 많다. 핵심 내용을 먼저 이야기하고, 강조하고 싶은 이야기는 반복해서 말하거나 쓰도록 하자.

끊임없이 공부해야 하는
응급구조사

고등학생 시절, 우리 학교에서는 서울대 진학을 위한 특수반을 운영했었다. 각 학급에서 똑똑한 학생들만 모여 있었기에 분위기가 잘 형성되었고 그 덕분에 특수반 친구들은 공부하기가 더 좋다고 했다. 반면, 모범생들이 빠져버린 일반 반에서는 공부 분위기가 쉽게 형성되지 않았다. 고만고만한 친구들끼리 남은 탓에 모르는 문제가 생겨도 마땅히 물어볼 대상이 없었다. 학원을 다니지 않는 이상 궁금증을 해결할 창구가 사라져버린 것이다. 잘 알겠지만 수업시간에 선생님께 질문하는 것은 다른 친구들의 원망을 사는 일이기도 했고, 그것을 무릅쓰면서까지 열정적이진 못 했었기에 궁금증만 품은 채 넘어가는 일도 많았다. 그래도 다들 수능이라는 대단원을 마무리하기 위해 자정까지 자율학습을 했고, 집이 아닌 독서실로 가서는 새벽 두 시까지 공부하는 학생들도 많았다.

　조금은 멋쩍은 이야기지만, 나는 학창 시절을 재미없게 보냈다. 특출 나게 공부를 잘했던 것도, 동에 번쩍 서에 번쩍 홍길동마냥 신나게 놀았던 것도 아니다. 학교와 교회 그리고 집을 반복하며 평범하지만 다소 무료했던 청소년기를 보냈다. 입시를 위한 수능만 끝내면 내 인생에서 공부는 더 이상 없을 거라는 생각도 한몫했던 것 같다. 그런데 웬걸? 대학에 입학하니 외울 것 투성이였다. 아이러니한 건 이때 처음으로 공부에 흥미를 느꼈다는 것이다. 극도로 싫어했던 수학을 하지 않아도 된다는 기쁨도 한몫했다.

　국가자격이나 면허시험을 보는 학과들은 국시를 치르기 위한 수험생 생활을 한번 더 해야 한다. 추후에 있을 취업을 위해서도 끊임없는 노력이 필요하다. 회사에 들어가서는 실무를 잘 하기 위한 또 다른 지식을 배워야 한다. 직장동료와 소통하기 위해 지식을 빠르게 습득해야 하고, 몇 년간의 경험이 쌓이면 진급을 위해서 시험공부를 해야 한다. 다른 직군과 함께 섞여 일하게 될 경우, 무시당하지 않기 위해서 공부하기도 한다. 이유는 각자 다르지만 공부에 대한 필요성은 나이가 들수록 더 크게 느껴질 수밖에 없다.

　끊임없이 공부해야 살아남는다. 이전까지 해왔던 공부는 공부하는 모습을 흉내 내기에 바빴던 것 같다. 노트 정리만 하고 나면 공부를 끝냈다고 착각했다. 실제로 머릿속에 남았는지 확인을 해야 하는데 무작정 오랜 시간 앉아서만 공부했던 것이다. 이랬던 내가 공부를 하는 방법 자체에 보다 진지한 고민을 하기 시작했던 건 국가고시 불합격 이후 결정했던 편입 이후부터였다. 당시에는 삶의 목표가 명확하고 해야 할 일도 분명했다. 편입을 하고 나서 수업에 따라가기 위해 노력해야만 했고, 온라인 사업도 병행했다. 독학을 하는 내내 불합격하고 느꼈던 부끄러움을 최대한 잊지 않으려 노력했다. 재시험을 준비했던 2학기부터는 인간관계를 잠시 끊기도 했다. 매일 같이 어울려 다녔던 형들과도 만나지 않는데 고맙게도 그럴 수밖에 없었던 나의 상황을 이해해주었다. 학교 수업이 끝난 뒤에는 틈틈이 고객 대응을 했고, 오후 6시부터는 도서관에 가서 새벽까지 공부했다. 그 결과 원하는 바를 이룰 수 있었다.

최근에는 배우고자 하는 마음만 있으면 얼마든지 배움이 가능해졌다. 문제는 의지다. 시대가 급속도로 발전해가고 있는 것처럼 공부도 스킬이 필요하다. 의대생들은 입학과 동시에 매일 약 400장 분량의 PPT 자료를 공부해야 한다. 일주일이면 2천 장 분량이다. 매주 토요일마다 시험도 본다. 이해하고 외워야 하는 분량도 만만치 않고 3학년에는 병원 실습에 가서 환자에 대한 케이스 발표, 4학년 때에는 국가고시를 위한 실기와 필기를 준비하게 된다. 살인적인 공부 양에 비하면 우리가 하는 것은 많다고 할 수 없다.

사회에서의
인간관계

사회에서 형성되는 인간관계에서는 '순수'를 찾기가 참 어렵다. 학창 시절에는 사람을 사귐에 있어 재고 따지는 게 없었는데 성인이 되고부터는 앞뒤가 다른 사람, 서로가 서로를 시기하고 질투하던 사람을 많이 보게 되었다. 그럼에도 불구하고 불문율을 깼던 친구가 있다. 이 친구와는 20대 때부터 회사 기숙사에서 함께 살면서 많은 시간을 보냈는데, 퇴근하면 복지동 편의점에서 캔맥주 하나와 감자칩 한두 개 곁들여 먹고 마시며 동고동락했었다. 그런데 이 친구는 동갑내기였음에도 경험치는 만렙 수준이었다. 여러 가지 사업부터 취업까지 내가 경험해보지 못한 사회생활을 몇 배로 많이 한 친구다. 결혼을 앞두고 서울에서 커플끼리 만나서 결혼 후에 아이들이 생긴 뒤에도 쉬는 날에는 항상 만날 정도로 가까웠다.

내가 부족한 부분을 그 친구가 갖고 있었고, 그 친구가 부족한 부분은 내가 갖고 있어서 합이 더 잘 맞았던 것 같다. 평범한 회사 생활을 이어가던 중에 친구에게도 좋지 않은 일이 계속해서 벌어졌다. 아무래도 사업을 해봤기 때문에 직장생활만으로는 큰돈을 만지기 어렵다는 사실을 그는 알고 있었다. 입사 전에 다른 사업을 할 때 알게 된 지인이 있었는데 의료기 사업을 진행하는데 규모가 커져서 점점 사업을 늘리기 위해 투자를 받았던 모양이다. 그때 본인도 어려우면서 도움을 청하는 것을 뿌리치지 못하고 큰돈을 빌려줬는데 그게 잘못된 것 같았다.

본격적으로 동업을 하기 위해 회사를 그만두기까지 참 많은 고민을 했었는데 결국은 희망퇴직 때 일정 금액을 받고 퇴사했다. 그런데 동업하며 돈을 빌렸던 지인이 친구의 이름으로 수억 원의 대출을 받아놓고 사기를 벌이는 바람에 친구가 온전히 그 피해를 감수해야만 했다. 친구는 본인의 힘든 일을 절대 먼저 이야기하는 적이 없었다. 나 또한 여유가 있는 상황이 아니라 해줄 수 있는 것이 거의 없었다. 시간 나는 대로 조금이라도 도움이 되고 싶어서 인터넷 온라인 쇼핑몰을 해봤던 기억을 되살려서 인터넷 쇼핑몰 페이지를 만들어 주었다.

정말 힘든 고비들을 여러 차례 넘기다가 코로나 시국이 그 친구에겐 기회가 되었다. 알코올부터 마스크 및 의료용품들이 불티나게 팔리면서 다시 재기할 수 있는 기회가 생긴 것이다. 여러 노력 끝에 기존의 빚을 청산하고 사업을 크게 확장할 수 있었다. 친구가 정말 잘 되길 진심으로 바랐는데 스스로 다시 일어난 점이 너무 멋지기도 하고 다행이란 생각도 들었다.

생각해보면 친구는 나에게 늘 칭찬만 해줬었다.
"너처럼 말 잘하는 사람을 본 적이 없어!"
"아이디어가 참 좋아!"
나의 단점들을 너무 잘 알면서도 항상 기운을 북돋아주듯 칭찬을 해주던 친구가 있어서 내심 그동안 자존감이 올라가 있었던 것 같다. 친구가 퇴사한 뒤에는 그런 말을 해주는 사람이 없어서 그런지 자신감이 부족하게 느껴질 때가 많다. 떠나고 나니 더 애틋하고 소중하다.

지금도 크고 작은 일들이 있을 때 서로에게 조언을 아끼지 않는다. 친구가 잘 되면 나도 좋은 것! 질투의 대상이 아니라 서로 응원해주며 진심을 나눌 수 있는 사이. 사회에서 이러한 친구를 한 명이라도 만나게 되었음에 감사하다.

💡 긍정지수 높이는 Tip

회사 후배 중에 미소를 잃지 않는 친구가 있다. 작은 일에도 화를 내며 미간이 찌푸러질 때가 많은데 어떻게 그 해맑음을 유지하는지 궁금했다. 하루는 출근길에 인사도 할 겸, 후배에게 물었다. "그렇게 항상 웃을 수 있는 비결이 대체 뭐니?" 그의 대답은 "젊어서 그렇습니다!"

정적….

농담으로 한 말이었겠지만 크게 부정할 수도 없었고, 뒤에 붙일 만한 말도 생각이 나질 않았다. 그렇게 시간이 흘렀고 그는 여전히 밝은 모습이었다. 긍정적이고 밝은 에너지가 전파되면서 눈을 마주치는 것만으로도 기분이 좋아짐을 느낄 수 있었다. 농담 반, 진담 반으로 다시 한번 물어봤다.

"젊다는 이유로 그냥 넘어가지 말고 비결이 있으면 알려줘. 나도 배워보자!"
후배가 웃으면서 짧게 말했다.

"환경?"
예상치 못한 대답이었지만 후배의 말을 부정할 수 없었다. 사람은 환경의 동물이다. 주변 환경이 힘들고 뭔가 안 좋은 이슈들에 항상 둘러싸여 있으면 웃을 만한 여유가 없고, 찌든 인상과 부정적 생각들이 머릿속을 채우는 것이 당연시되어 자연스럽게 미소도 사라지게 되고 밝은 에너지는 소멸되어버린다.

그가 연이어 말하기 시작했다.

"환경이 중요한 것 같아요. 자라면서 특별히 걱정할 만한 환경이 아니었어요. 그리고 저는 작은 것에 만족하려고 해요. 아침에 출근해서 커피 한잔을 마셔도 너무 기분 좋고 감사해요. 빵 한 조각을 먹어도 행복해요. 그리고 다양한 사람을 많이 만나려고 노력해요."

그가 이야기한 것들 모두가 정답이었다. 작은 것에 만족하는 것, 긍정적인 생각들로 가득 채우는 것. 후배가 말한 다양한 사람을 만나는 것 역시 중요하다. 우리는 항상 같은 사람을 만나고 익숙한 것을 추구한다. 새로운 만남을 갖는다는 건 에너지를 빼앗기는 일이라고 생각할 때도 있다. 그러나 내 옆에 누가 있는지, 어떤 사람을 만나는지는 나의 삶의 지표를 바꾸는 굉장히 중요한 요소 중 하나이다. 여러 채널을 통해 취미를 공유하기도 하고, 배우기도 하면서 유대감도 쌓고, 스트레스도 풀어야 한다. 긍정적인 사람들 곁에는 좋은 사람들이 많다. 성공한 사람, 행복한 사람, 겸손한 사람 등등 그들을 만나 좋은 에너지를 받고 배워야 한다.

(제4장)

응급구조사,

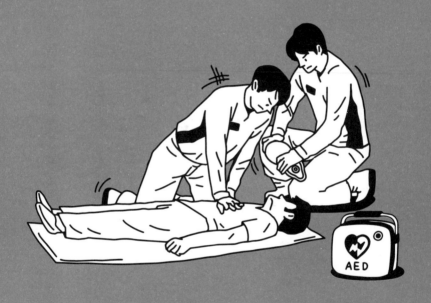

어떤 분야에서
일하고 있을까?

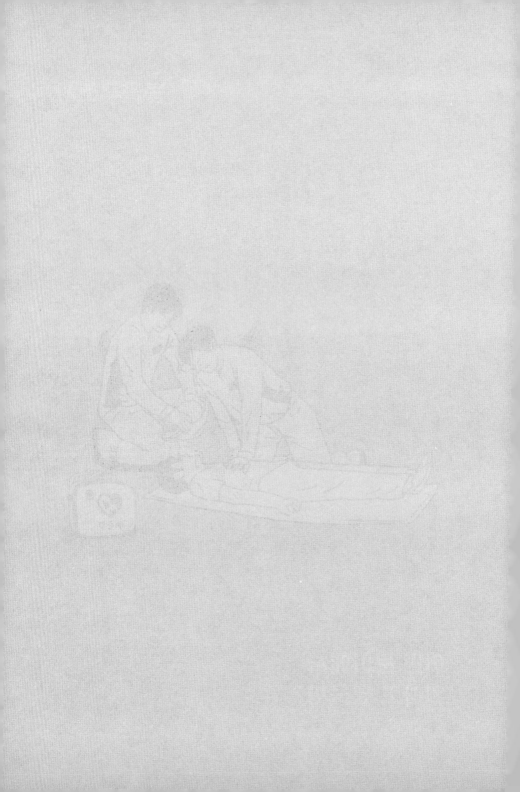

가보지 않은 길은
아무도 모른다

우리는 때때로 존경하거나 믿을 만한 이에게 미래에 대한 고민을 털어놓곤 한다. 가깝게는 부모와 형제자매부터 선배, 친척, 선생님, 교수님 등 지인들에게 조언을 구한다. 그들은 대체적으로 내가 존경하거나 사회적 지위를 갖고 있을 확률이 높고 나에게 애정 또한 갖고 있기에 진정성 있는 대답을 들려줄 것이다. 다만, 그 진정성이 곧 해답은 아니기 때문에 맹신하지는 말아야 한다.

무엇하나 확신이 없는 상황일수록 타인의 말에 좌우되기 쉽다. 상대가 전문적인 지식을 늘어놓거나 확신에 찬 말투로 이야기할수록 마치 '정답'을 찾은 듯한 착각을 하게 될 가능성도 높다. 그러나 제아무리 똑똑하고 견문이 넓다한들 내가 가보고자 하는 길을 직접 걸어본 사람이 들려주는 경험담만 못하다. 경험을 해보았더라도 사람마다 가지고 있는 가치관, 배경, 능력에 따라 결과는 천차만별이다. 조언을 참고하는 것은 바람직하나, 그것만으로 내 인생을 설계하고 목표를 정하는 건 굉장히 위험하다. 만약 여러 가지 이유로 방향 설정이 잘못 되었다고 가정해보자. 이때는 많은 시간과 돈을 투자해서라도 원점으로 돌아와야 하는데, 이미 써버린 수많은 것들이 아까워 그러지 못하는 이들이 많다. 내가 원하지도 않았던 길에서 인생을 허비해버리게 되는 것이다.

그때는 타인을 원망해도 소용없다. 조언을 해주었을 뿐, 책임을 지는 건 스스로의 몫이다. 그래서 직업, 진로, 미래에 대한 조언을 구하고자 할 때는 반드시 그 길을 가본 사람에게, 그 길에서 성공한 사람에게 물어보자. 가능하다면 여러 명에게 조언을 구하고 그 가운데에서 나와 공통분모를 찾아나가야 실패할 확률이 낮아진다. 요즘에는 각종 SNS와 카페, 블로그, 밴드 등의 커뮤니티만 잘 활용해도 인생의 조력자를 어렵지 않게 만날 수 있다. 그리고 그들은 언제든지 자신이 걸어온 길을 알려줄 준비가 되어 있다. 인생에서 미래에 대한 고민을 진지하게 털어놓는 이를 만나는 것도 쉽지 않을 뿐더러, 그 대상이 아직 미완성형의 인재라면 자신의 일처럼 함께 고민해줄 것이다. 전제는 질문 내용과 질문을 하는 방식에 진정성이 있어야 한다는 점이다. 상대의 소중한 시간을 빌려서 내 시간과 비용을 줄여줄 수 있는 답을 얻는 과정인데 신중해야 한다. 세상에 공짜는 없다. 진정성 없이 막연히 던지는 질문으로는 상대의 마음을 움직일 수 없다.

여러 사람의 조언을 얻었다면 그것을 토대로 결정을 내려야 한다.

한 순간의 선택이 남은 인생을 송두리째 바꿀 수도 있으니 신중에 신중을 기울여야 한다. 어떤 선택을 해야 후회가 남지 않을지 스스로에게 끊임없이 물어보자.

몇 년 전, 큰 결정을 앞두고 존경하는 목사님께 전화를 건 적이 있었다. 목사님께서는 내 고민을 듣고는 "가슴이 정하는 대로 가! 그래야 후회가 적어!"라고 말씀하셨다. 말의 의미를 알듯하면서도 처음에는 무슨 의미일까 고민했다. 결국, 마음이 더 끌리는 곳을 선택했는데 내가 택한 길이니 후회도 없었다. 한편, 무언가를 스스로의 의지대로 선택했음에도 이 길이 아니라는 생각이 들 수 있다. 그건 방향을 잘못 잡았다는 신호다. 나의 길은 사실 나 자신이 가장 잘 안다. 이미 답을 정해놓고 그것을 다른 사람에게 확인받기 위해 물어본 것일지도 모른다. '이게 아닌데'라고 느끼는 순간, 빠르게 다른 길을 선택할 줄도 알아야 한다.

주변의 환경이나 타인의 감정은 잊어라. 이때는 나 자신과 나의 감정이 가장 중요하다. 다른 사람의 기분이나 입장 때문에 스스로를 희생시키지는 말자. 그럴 일은 인생을 살아가면서 충분히 많다. 방향을 결정하는 순간에서는 오로지 나만 생각해야 한다. 이것은 이기적인 결정이 아니라 내 길을 내가 정하고 책임지는 성인으로서 당연한 것이다. 그리고 선택한 길에 대해서는 내가 왜 선택했는지에 대한 분명한 이유들을 나열할 수 있을 정도가 되어야 한다. 나 자신을 이해시켜야 남도 이해시킬 수 있다.

인생의 방향을 바꿀 때에는 타인을 설득시켜야 할 때가 많다. 아무런 계획과 비전이 없는 상황에서는 굴곡이 많을 수밖에 없다. 그럼에도 불구하고 기준은 '나'여야 한다. 타인의 입장과 환경은 그다음 문제이다. 그들이 내 삶을 살아주는 게 아니니 사실 도의적인 '미안함' 외에는 없다. 마무리만 감정적이 아닌 '이성적'으로 해주면 그것만으로도 좋다. 결정은 때론 이기적이어야 한다. 나 자신이 원하는 선택을 해야 후회가 적다. 다른 사람의 이야기를 들어서 남 탓으로 돌릴 수 있는 여지를 남기지 말자. 가장 이기적인 선택이 당시에는 원망을 들을 수 있어도 결국은 옳은 경우일 수 있다. 결과가 좋으면 다 덮어질 테지만 혹여 원하는 결과가 없더라도 나 스스로 이겨내야 한다. 주변에 기대다 보면 습관이 돼서 독립적이고 내 주도적인 삶을 그려나가기 어렵다. 그러면 어딘가 계속 메이게 된다.

첫발을 어디에 어떻게 내딛어야 할까?

EMT로서의 첫발은 어디에 내딛어야 할까? 보통 소방대원이 되고 싶어 하나, 임상 경험이 없다면 제약이 많다. 현장에서 익히는 것 외에도 필요한 경험*들이 많다. 현장에서 만난 환자에 대한 응급처치 후 궁극적으로는 병원으로 이송해야 한다.

대학 때 나가는 병원 실습만으로는 터무니없이 부족하다. 과거에는 인턴과정과 유사하게 각 과별로 돌아다니며 일주일씩은 경험을 쌓았는데 요즘에는 응급실에서만 경험을 한다. 응급실 실습은 다양한 환자의 케이스를 보고 배울 수 있다. 하지만 환자가 중환자실로 옮겨지면 어떤 처치를 받는지, 케이스별로 어떤 종류의 수술을 받는지 등의 전반적인 처치의 과정은 다 알 수가 없다. EMT는 수많은 케이스를 현장에서 처치하는 직업임으로 학생 때라도 다양한 진료과에서 어떻게 환자를 대하는지 직접 눈으로 보고 배울 수 있는 기회가 있어야 한다.

병원이 돌아가는 시스템을 알아야 현장에서의 처치도 더 잘 할 수 있고, 보호자나 환자에게도 자세히 설명해 줄 수 있다. 이 때문에 병원에서 임상경력을 쌓는 것을 추천한다. 병원과 현장에서 마주하게 되는 환자는 상당히 다르다. 현장에서는 다양한 환경과 위험에 노출될 일이 많다. 정석대로 처치하면 좋겠으나 구조와 병행되거나 어둡거나 인력이 부족하거나 의료지도가 불가한 상황 등이 있다. 병원 입장에서 봤을 때 현장처치가 미흡해 보이는 일이 발생할 수도 있는 것이다. EMT 사이에서도 현장처치를 담당하는 소방 구급대원과 병원에서 근무하는 EMT간의 감정싸움이 발생하기도 한다. 입장이란 상대방의 위치에서 경험해봤을 때 가장 이해하기 쉽다. 말하지 않아도 아는 것은 이미 경

* 소방대원이 되고 싶어 하는 경우가 많은데 임상 경험이 부족할 경우 현장에서 느끼는 한계가 많다. 우선, 학교에서 배운 술기를 능숙하게 적용해야 한다. 병원 경력이 있을 경우, 경험치가 쌓여서 술기에 자신감이 있다. 그에 반해 임상 경험이 적거나 없는 경우, 자신감이 부족하여 필요한 술기(기관내삽관과 정맥주사 같은 침술적인 의료행위)를 못 하고 성문외기도기에 의존하거나 수액처치를 생략하기도 한다. 병원에 환자를 인계할 때도 병원에서 일해본 경험 있는 EMT는 환자에 대한 병원전처치 정보와 상태를 놓치지 않고 전문용어로 전달하여 의료진과의 의사소통에 거부감이 없다.

험해 봤을 때야 할 수 있는 행동이다.

어떤 직업을 선택하든 임상 경험이 없다면 환자를 처치하는 응급처치의 메커니즘을 생생하게 설명하기가 어렵다. 사람을 살려본 경험이 없는 이들조차 화려한 입담으로 강의를 하곤 하는데, 상상력과 언변이 뒤따라 주더라도 사실상 마음 한편에 부담이 있을 수 있다. 질문 하나에 무너지지 않으려면 그만한 내공을 쌓아야 한다.

내공은 임상경험으로부터 시작된다. 그 다음 현장에 대한 다양한 공부를 해야 한다. 임상경험을 쌓지 않으면 한계가 있다. 교육과 현장처치에 있어서 본인의 부족함을 계속 느끼게 될 것이다. 새로운 도전을 시작할 때 하더라도 병원 생활은 필수적으로 먼저 해보는 것이 도움된다는 것은 부정할 수가 없다. 첫 직장으로는 병원이 가장 좋겠으나 환자를 자주 볼 수 있는 직업이라면 얼마든지 괜찮다. EMT는 공무원이 되고자 하는 사람들의 비율이 높다. 그러기 위해서는 경력을 쌓아야 한다. 병원 또는 민간이송업에 취직하려는 이유도 이 때문이다. 한편, 이것도 해보고 싶고, 저것도 해보고 싶은 경우도 있다. 마음을 확고하게 먹는 것이 쉬운 일은 아니니 백 번이고 이해된다. 이때는 해당 분야에 대해 조금 더 공부해보자. 장단점을 포함해 여러 매력 포인트를 알게 된다면 생각이 달라질 수 있다. 커뮤니티나 SNS 등을 통해 실무자들의 목소리를 들어보고, 나와 맞는 곳인지 체크해나가다 보면 실패할 확률을 현저히 낮출 수 있을 것이다.

요즘은 각 회사별 리뷰를 볼 수 있는 사이트가 잘 마련되어 있다. 퇴사자뿐 아니라 재직자들의 거침없는 후기를 읽다 보면 과연 다닐 만한 회사가 존재하기는 할까 싶다. 나 역시 취업 전, 현재 재직 중인 회사의 평판을 알아보기 위해 여러 사이트를 참고했었다. 직원들이 기숙사에서 도박을 했다, 연봉이 낮다, 기숙사가 감옥 같다는 등 대부분 부정적인 이야기가 많았다. 그러나 상당수의 기업 리뷰는 퇴사자들이 작성하기 때문에 부정적인 후기가 많을 수밖에 없다. 그들의 말이 모두 맞는 것도 아니다. 작은 사실을 부풀려 과장되게 표현하는 경우들이 많다. 더군다나 가장 중요한 것은 내가 근무하게 될 팀원들의 이야기다. 경험담이 필요하다면 직종별 커뮤니티에 접속해 질문해보거나, SNS에 회사명을 검색하던가, Linkedin(링크드인) 같은 앱에서 검색해보자. 교수님이나 친한 선배보다 현직에서 일하는 사람에게 물어보는 것이 훨씬 더 정확할 것이다.

다른 길을 가더라도 연결되는 지점이 있다

영문과 졸업 후 취업을 어디로 해야 할지 고민했다. 당시 같은 고민을 하고 있던 형들과 취업준비를 했었는데 어느 날 기업에서 응급구조사를 채용한다는 이야기가 들려왔다. 면접을 보기 위해서는 파주로 가야 했는데 아홉 살 어린 남동생도 함께 가게 되었다. 내가 면접을 준비하는 과정을 지켜보면서 여러 가지를 경험해보길 바랐기 때문이었다.

대망의 면접 날, 다소 긴장되는 마음으로 회사에 도착했는데 규모가 생각보다 더 컸다. 깨끗하고 잘 가꿔진 건물들을 보니 입사하고 싶다는 마음이 절로 생겼다. 면접장에는 12~14명 정도의 인원이 있었고, 그 중에는 학교에서 같은 방을 썼던 친한 동생의 얼굴도 보였다. 몇 년 만에 얼굴을 본 터라 너무 반가운 마음에 먼저 인사를 했다. 후배도 웃으며 인사를 건넸는데 웃는 얼굴에 어두운 표정이 동시에 드러났다. 순간 직감할 수 있었다. 한 명만 뽑는 자리이기에 나를 경쟁상대로 생각하는 것이었다.

취업이 간절한 건 나도 마찬가지였다. 자리에 앉자 긴장이 조금은 풀렸는지 면접자들을 나름대로 스캔해보게 되었다. 딱 한 명이 위협적인 경쟁자로 느껴졌다. 나보다 한 살 더 많았고, 이미 경찰병원에서 쌓은 임상경력도 있었다. 단정하고 깔끔한 외모에 누가 봐도 성실하고 정직해 보이는 인상이었다. 한 마디로 군더더기가 없었다. 운동을 좋아하는지 체격도 좋았다. 면접은 3~4인이 한 조가 되어 본다고 했다. 다행히 그 사람과 후배는 나와 다른 조에 배정되었고 심호흡을 수십 번쯤 하자 내 차례가 되었다. 나를 제외한 이들에게는 어떤 일을 했는지, 앞으로 응급구조사로서의 역할이 어떨 것 같은지와 같은 업무와 직무에 대한 질문이 주를 이뤘다. 나 역시 그와 유사한 질문들에 대한 답변들을 머릿속에 그리고 있었다.

면접관이 내게 질문했다.

"조금 특이한 이력이 있네? 사업을 했어요?"

"네! 대학생 때 잠깐 했습니다."

"쇼핑몰인데, 뭘 팔았죠?"

"킹크랩입니다."

"아, 그런데 정말 궁금해서 물어보는 건데 킹크랩은 왜 비싸요?"

"유통과정을 설명해야 해서 답변이 조금 길어질 수 있습니다."

"괜찮으니 설명해보세요."

경상도 억양의 질문이 이어졌다. 결과적으로는 킹크랩 이야기만 하다가 면접이 끝났다. 킹크랩이 비쌀 수밖에 없는 유통과정도 모자라 어떤 종류의 킹크랩이 수입되고, 맛있는 킹크랩을 고르는 방법은 무엇인지에 대한 이야기만 나눈 것 같다. 머릿속이 복잡했다. 불합격할 것 같은 불길함이 몰려왔다. 직무와는 아무 연관성도 없는 킹크랩에 대한 질문을 받기 때문이다. 집으로 돌아와 별 기대 없이, 생활하고 있는데 합격했다는 연락이 왔다.

입사를 하고는 의학과 크게 연관성 없는 분야에 대해서도 배우게 되었다. 보통은 '내가 이것까지 해야 하나?' '내가 지금 이 일은 왜 해야 하지?' 등 다른 업무에 대한 거부감이나 무관심 때문에 적응하지 못하는 경우도 있다. 반면, 여러 업무들을 경험하는 것에 흥미를 느꼈던 나는 소방과 관련된 업무를 하면서 시설물 점검에 대한 교육을 받았다. 처음에는 낯설고 이해도 잘 되지 않았지만 수년간 반복하다 보니 익숙해지고 관심도도 커졌다. 아는 만큼 보인다고 했던가. 관심의 영역이 확장되자 이전까지는 보이지 않았던 사물들도 눈에 들어오기 시작했다. 외국에 나갔을 때에도 지하철에 소화기 위치가 먼저 보이거나 건물의 유도등과 알람밸브(A/V) 실이 눈에 먼저 들어온다. 해당 지역에 소방서나 앰뷸런스 센터에 두리번거리며 구경하기도 한다.

커뮤니티 활동도 꾸준히 해온 덕분에 소방관 출신의 지인이 많이 생겼다. 오프라인에서 만나게 된 적도 있었는데 소방을 전공하지 않았음에도 대화가 잘 되었다. 일반 건물에서는 볼 수 없는 시설물을 점검, 관리, 운영해온 경험 덕분이었다. 어깨 너머로 배운 게 도움된다는 사실을 처음으로 느끼기도 했다. 부서가 변경되면서 안전에 대한 업무도 본격적으로 배우기 시작했다. 회사에 들어오는 수백 개의 협력업체를 직접 관리하고 서류부터 현장까지, 작업을 어떻게 진행하는지 지켜보며 법규와 제도 등을 눈에 익혔다. 부조리한 일을 해결해주고 사람들을 알게 되었고, 10여 년 넘게 인연을 이어오는 분들도 생겼다.

회사를 다니면서도 가끔씩 외부 기관에서 진행하는 심폐소생술 교육을 하러 다녔다. 쉬는 날이면 서울과 경기 지역 초, 중, 고등학교 위주로 교육을 했다. 학교 외에도 보건소 주관으로 하는 교육도 진행하게 되었고, 또 다른 교육기관들도 여러 곳 알게 되었다. 보건소에 일하던 선생님은 지금도 인연이 돼서 가끔씩 취업과 관련된 연락이 오거나 내 책에 참여해주기도 했다.

어떤 업체들은 EMT가 없음에도 불구하고 대체인력을 통해 교육을 하고, 실제로 교육비는 엄청 낮춰서 주는 이들도 있었다. SNS를 통해 알게 된 지인이 각 교육별 수가 표가 따로 정해져 있다는 사실을 알려주었다. 여러 교육을 다니다 보니, 한 지인이 대학 특강을 했다기에 너무 부럽기도 했다.

공부한 내용을 우연한 기회로 SNS로 올리기 시작했는데 두 곳의 대학 출강 제의를 받았다. 먼저 연락 온 곳에 출강하기로 결정했고, 감사하게도 부러워만 했던 대학 강의를 5년째 하게 되었다. 학생들을 만나며 스스로 계속 발전하지 않으면 그들 앞에 설 수가 없었다. 부족한 부분을 도전과 노력, 경험으로 채우는 것도 한계가 있기 때문에 끊임없이 노력했다. 나와 학생들이 함께 성장하는 것이다. 서로 도전했던 분야를 공유하며 나는 실제 경험치와 지식을 전달하고, 그들로부터 젊은 에너지를 느끼며 열심히 살아야 하는 동기부여를 제공받는다.

얼핏 보면 앞서 나열한 일들이 모두 연관성 없는 것처럼 보이지만 계속해서 연결점을 갖고 사람을 만나다 보니, 상상하지도 못했던 여러 일들이 연이어 생기게 된 경험을 했다. 그리고 전혀 상관없어 보이던 일들이 실타래처럼 하나씩 연결되어 있음을 직간접적으로 느꼈다. 그리고 그 연결점 사이에는 대부분 '사람'이 있었다.

응급구조사가 진출하는
기업과 직무

EMT들이 국내의 어떤 기업에서 일하는지 아는 사람은 많지 않다. 같은 직업임에도 모르는 경우가 대부분인데, 단편적으로 이야기하자면 한 번쯤 들어본 국내의 기업들에는 EMT가 거의 다 있다고 할 수 있다.

대기업 및 중견기업

삼성전자, 삼성중공업, 삼성디스플레이, 삼성3119구조단, 삼성전기, 삼성물산 에버랜드 리조트, 삼성화재서비스, 에스원, SK에너지, SK하이닉스, SK인천석유화학, SK건설, SK엠 앤서비스, LG전자, LG화학, LG디스플레이, LG하우시스, 포스코, 현대중공업, 현대자동차, 현대미포조선, 현대오일뱅크, 현대삼호중공업, 현대제철, CJ제일제당, 한화토탈에너지스, 한화리조트, 기아자동차, 금호타이어, 롯데정밀화학, 롯데첨단소재, 롯데워터파크, 롯데칠성음료, 두산중공업, GS칼텍스, 한국GM, 한국타이어, 대우조선해양, 태영건설, 금호건설, 홍성건설, 제주신화월드, 한국마사회, 호텔신라, BMW

공기업

인천공항공사, 한국공항공사, 한국가스공사, 한국전력공사, 한국철도공사, 국립공원관리공단, 국민건강보험공단, 근로복지공단, 건강보험심사평가원, 한국수력원자력, 태안발전소 등

➡ 단체나 법인에서는 대한손상예방협회, 대한적십자사, 한국응급처치교육원, 대한심폐소생협회 등과 함께 심폐소생술 교육을 전문으로 하는 교육단체들이 많다.

정부처

보건복지부가 있는데 행정시험을 보고 들어간 것이라 EMT 업무가 아닌 행정업무를 담당한다. 그 외 학교 보건교사로 서울 외국인학교, 송도 국제학교 등 교육기관에 근무하고 있는 분들도 있다.

제약회사나 의료기기회사 및 중소기업들까지 포함면 500개 가까운 다양한 직종에 근무를 하고 있다. 다만, 일부 민간 및 공기업 내에서는 기존의 직원들을 2급 응급구조사 양성과정을 거치게 하여 자격을 얻게 한 곳이 많다. 이는 대학을 졸업한 뒤 1급 응급구조사로 취업한 경우가 아닌 곳이 의외로 많다는 의미다. 사고의 예방 및 대응의 관점에서 1급 EMT의 필요성을 느끼지만 의사결정을 하는 임원들은 새로운 전문 인력을 채용하기보다는 기존의 근로자를 교육을 통해 자격을 취하는 방법을 채택하는 경우가 잦다. 기업 특성상 구급업무 외 안전이나 소방업무를 병행해야 하는 경우가 많다. 응급의료서비스를 제공하는 업무 비중이 적다는 회의감 때문에 1급 응급구조사들이 2년 정도의 경력만 쌓

고 소방 구급대원이 되기 위해 퇴사하는 사례가 발생한다. 그렇게 한두 차례씩 퇴사하는 사례가 생기다 보면, 회사입장에서는 계속 나가는 자리를 채우기보다는 기존의 직원들을 교육시켜서 대체시키면 된다고 생각한다. 새로운 전문인력을 채용하기 위해 드는 비용보다 기존에 월급을 주는 직원들을 활용하는 것이 회사 측에서는 더 경제적이다.

필요성을 직간접적으로 어필하여 진출할 수 있는 다양한 분야가 존재한다. 기업들은 안전환경이나 보건 파트, 방재 파트에서 근무를 하는 경우가 대부분이다. 다만, 병원이나 소방 구급대원, 국립공원관리공단, 공항소방대, 리조트나 호텔 등과 같이 불특정 다수의 환자를 상대하는 것이 아니라 임직원만을 위해 존재하기 때문에 환자 수가 다른 직종에 비해 상대적으로 많지 않다. 따라서 해당 소속 부서가 갖고 있는 고유의 업무를 병행해야 하는 경우가 많다. 다만, 요즘의 추세는 회사들마다 수백수천 개의 CCTV가 설치되어 있어 현장 감시가 가능하며 각 분야별로 인력들을 충원하고 있기 때문에 비상대응 및 구급대응만 전문적으로 시행하는 케이스가 증가하고 있다.

기업의 특성에 따라 특화된 분야의 지식을 갖추고 있어야 사고대응이 가능하기에 소방이나 안전, 원자력, 반도체, 화학 분야, 각 공장별 공정에 대한 이해 등 공부를 해야 한다. 어디에서 일하든 공통적으로 지형을 파악하고 있어야 한다. 또한 환자를 이송해야 하는 병원들에 대한 정보를 머릿속에 그려 넣고 있어야 한다. E-Gen 앱을 통해서 병원 정보, 현재 병상 정보까지 알 수 있기 때문에 참고하면 된다. 환자가 병원에 도착하기 전에 연락을 취하여 어떤 환자를 이송하는지 미리 병원에 알린다. 코로나 시국이 아니어도 간혹 이런저런 핑계로 환자를 받지 않는 경우가 있지만 수술이 필요한 경우 꼭 해당 진료과가 있는 병원으로 가야 한다. 예를 들면, 골절 손상의 경우 정형외과, 신경외과, 치아나 안면부 손상이 동시에 있는 경우는 치과도 갖추고 있어야 한다. 안면부에 봉합이 필요한 경우는 성형외과 전문의의 유무를 미리 확인해 봐야 한다. 여성의 경우, 임신을 하거나 기타 질환을 진료하기 위해 산부인과가 있는 병원을 선택해야 할 때도 있다.

기업의 특성에 따라 사고 유형이 다르고 손상되는 유형과 정도도 다르다. 건설현장은 떨어짐(추락), 부딪힘(충돌), 넘어짐(전도) 등의 사고에 대비해서 구급물품과 장비를 갖춰야 한다. 화학회사의 경우 화학물질에 신체부위가 노출되었을 때를 대비해야 하고, 반도체 회사의 경우 화학물질 외에 독성가스에 대한 정보도 알고 있어야 한다. 기타 제철이나 자동차 제조공장은 끼임(협착)에 대한 사고 유형이 많고, 군수물품이나 정유회사는 화재 및 폭발에 대한 위험성을 대비해야 한다. 사고를 제외한 나머지 환자는 개인 질병에 의한 환자들이라 복통, 쓰러짐(실신), 허리 통증, 두통이나 고열, 호흡곤란 등의 증상을 갖는 경우가 많다. 심근경색이나 뇌경색, 뇌출혈, 심정지 등 심혈관질환에 의한 응급 환자들에 대한 처치를 대비해야 한다.

산업체는 환자가 지속적으로 발생하는 것이 아니기에 소방이나 안전에 대한 업무를 많이 하게 된다. 출근을 하면 구조장비 점검, 구급차와 구급장비 및 소모품에 대한 점검을 한다. 이후 회사에 들어오는 협력업체들이 어떤 공사를 하는지 '일일 안전작업 허가서'를 보고하고 분류한다. 그리고 당일 행해지는 공사들 중에서 사고 위험성이 높은 현장을 선택한 뒤, 작업 위치를 확인하고 직접 현장으로 가서 점검한다. 안전에 대한 지식을 갖추고 있어야 하는 이유이기도 하다. 2m 이상의 높은 곳에서 작업을 하는 것을 '고소작업'이라 하는데 사다리의 종류도 다양하다. 그 외 고소작업대를 비롯하여 공사를 위한 장비들이 많다. 화기, 밀폐, 중량물, 중장비 등 작업의 종류 별로 구분된 안전기준을 알아야 한다. 그래서 업무에 대한 전문적인 지식과 이행을 위해 '산업안전기사', '산업위생기사', '위험물 기능장', '인간공학 기사' 등 자격증을 취득하는 EMT들도 많다. 그렇다고 해서 입사 전에 미리 취득할 필요는 없다. 입사 후에도 도전할 기회는 충분히 많으며 취득하고 나면 비용을 지급해주는 곳도 있다. 어학시험도 회사에서 비용을 제공해주기도 한다. 본인 학자금도 학사까지 지원이 되기 때문에 뜻만 있다면 학업의 기회도 직접 회사를 다니면서도 할 수 있다.

한 분야의
전문가가 되는 방법

이탈리아 르네상스를 대표하는 석학, 레오나르도 다빈치는 그림 외에도 건축, 조각, 작곡에도 뛰어났으며 철학, 물리학, 수학, 의학에서도 두각을 드러냈다. 시체를 구하기 어려웠던 15세기에도 해부학 연구를 체계적으로 하기도 했다. 심지어 멀리뛰기나 높이뛰기 등 운동도 잘했으며, 상상력이 풍부하면서 기술도 좋은 발명가이기도 했다. 이 정도면 사람이 맞나 싶지만 군사 엔지니어면서 천문학, 지질학, 식물학, 지리학에도 조예가 깊었다고 한다. 멀티태스킹이 가능해서 한 손으로는 글을 쓰고 한 손으로는 그림을 그리는 모습을 목격했다는 친구의 증언도 남아 있다. 일반인들은 한 분야에서 성공하기도 쉽지 않은 것이 현실인데 반해 다빈치는 요즘 시대로 치면 엄친아 중에서도 탑이 아닌가 싶다. 완전 사기 캐릭터이다.

오래 전 군인이셨던 할아버지께서 학생이었던 아버지께 이야기하시길, "한 우물만 파라! 그래야 먹고사는데 지장이 없어!" 아버지 왈, "우물을 파더라도 물이 안 나오면 다른 곳을 파야지요!"라고 말씀드렸단다. 누구의 말이 옳을까? 아마도 케이스 by 케이스가 아닐까? 개인적으로는 한 분야에서 어느 정도 궤적에 올라야 다른 분야에도 도전할 수 있다는 생각이다.

레오나르도 다빈치처럼 모든 분야에서 최고가 된다는 것은 호기심과 노력과 열정과 때가 만났을 때 이룰 수 있지 않을까 싶다. 하지만 그도 남들의 성공은 쉬워 보이지만 그가 걸어온 발자취를 되돌아보면 열악한 환경과 열등감을 이겨내고 포기하지 않았던 인고의 세월이 있었다. 그의 아버지는 변호사였지만 혼인관계가 없는 남녀 사이에서 태어난 사생아였다. 유럽에서는 일부일처 혼이 본래 혼인제도였기에 사생아 신분의 아이들은 제대로 된 교육을 받지 못하고 학대당하는 일도 많았다. 다빈치 역시 라틴어 학교도 보내지 않았고 기초적인 교육도 못받았다. 때문에 자신을 스스로 무학자이며, 경험의 제자라 말했다고 한다. 레오나르도 다빈치처럼 각 분야에서 전문가가 되기 위한 5가지 조건을 정리해보았다.

▌ 호기심
관심분야가 다양하고 호기심을 갖고 있으며 새로운 것을 배우는 것 자체를 즐겁게 생각하고 자신만의 지식 습득 방법을 연구하고 적용한다.

▌계획과 실천

자신이 잘하는 것과 부족한 것을 알고 있으며 잘하는 것을 더 잘하기 위한 계획을 갖고 시간과 돈을 투자해서 시행한다. 부족한 점은 그 부분이 강점인 다른 사람에게 배우기 위한 노력도 한다.

▌시각화

다양한 관점으로 대상을 바라보고 생각을 시각화한다. 여러 관점에서 바라본 후 생각을 정리해서 표현한다. 표현하지 않더라도 머릿속에 자신만의 정의를 갖도록 노력한다.

▌풍부한 입력

광범위하고 깊이 있게 공부한다. 특히, 관심분야의 책을 최소 10권 이상 읽으면 준전문가가 된다고 한다. 그 분야에서 최상위로 성공한 이들은 100권 가까운 책을 여러 번 읽는단다.

▌조합하기

관심분야에서 공부한 여러 가지 지식과 자신만의 생각을 조합해보고 메모한다. 조합을 통해 아이디어가 많이 창출된다.

신입 EMT들의
고민과 위로

EMT 커뮤니티에는 하루에도 수많은 고민 글이 올라온다. 졸업과 동시에 이루어낸 취업이라는 기쁨도 잠시, 긴장되고 냉담한 현실에 직면한 사회 초년생들의 고충이 한데 모인다. 회원들은 누군가가 건넨 따뜻한 조언과 위로에 공감하기도 하고 힘을 얻기도 할 것이다. 다만 마음이 좋지 않았던 것은 대다수의 조언이 "견뎌라" 혹은 "참아라"와 같은 상투적인 말이었다는 점이다. 힘든 신입시절을 버텨내면 나중에는 자투리 시간을 가질 만큼 여유가 생기니 지금은 어쩔 수 없다는 말도 함께.

"처음에는 다 그래."

"어디든 쉬운 곳은 없어."

"병원 생활은 원래 힘들어!"

살면서 이런 말 한번 안 들어본 사람은 없을 것이다. 누구에게나 그리고 어떤 일을 하건 '처음'은 불가피한 존재이기에 '실수'를 하지는 않을까 걱정하기 쉽다. 실수할까 봐 긴장하고, 긴장된 상태로 일을 하니 실수를 반복한다. 처음에는 신입이라고 이해해주던 선배들도 후배님의 반복되는 실수를 가만히 바라보고만 있지는 않는다. 대개 한마디씩 거들 텐데 그러다 보면 더 주눅 들고 어디론가 사라져버리고만 싶어진다. 문제는 신입직원이 흔히 겪는 업무적 어려움과 고충을 속 시원히 알려주는 사람도 없다는 것이다. 모두 맡은 바가 있다 보니 일하느라 바쁘고, 환자와 보호자의 컴플레인에 지쳐 있기 때문에 후배를 돌볼 여유도 없다. 코로나의 여파로 몰려드는 환자와 불편한 보호복, 뒤섞인 땀 냄새는 그나마 남아 있던 미소마저 앗아가버린다.

병원 밖이라고 다르지 않다. 술에 취해 있는 사람부터 코로나 환자 그리고 다이내믹한 정신세계를 가진 보호자들까지 상대하다 보면 스트레스는 극에 달한다. 응급 환자가 생겼음에도 병상이 없거나 거절되기라도 하는 날엔 식은땀이 줄줄 난다. 도로 한복판에서 전화기 붙들고 환자 모니터링하면서 보호자에게 설명하는 그 상황이란! 상상하는 것만으로도 가슴이 서늘해진다. 그렇게 몇 시간씩 사투를 벌이고 한 건을 끝내고 다시 다른 환자를 맞이하기 위해 구급차 소독을 하고 커피 한잔이라도 할까 하면 또 다른 신고가 들어온다. 이것을 하루에 열 번씩 반복한다면 이게 과연 워라밸이 가능한 직업일까? 업무의 형태 자체도 교대근무라 생활하는데 신체 리듬을 포함해서 여러모로 불균형인데 업무 강도와 스트레스 또한 가볍지 않다.

익숙해진다는 것은 환경이 나아져서 여유가 생기는 게 아니라 내 손발이 빨라져서 커피 마실 정도의 시간은 스스로 벌 수 있는 정도를 말한다. 밥 먹을 때에는 개도 안 건든다는데 그 흔한 점심시간마저도 보장되어 있지 않고 사고가 접수되면 먹다가 달려 나가야 하는 게 현실이다. 그렇게 십여 년의 세월이 흘러버렸을 때 남는 것은 무엇일까?

삶의 의미는 개인이 알아서 찾아가는 게 맞겠으나 자부심과 보람과 파이팅으로 치부되기에는 잃는 것 또한 많다. 야근하느라 늙어버린 피부와 주름살과 흰머리. 스트레스 푸느라 마셔버린 술에 돌아온 것은 뱃살. 담배를 피우는 경우에는 폐와 건강도 망가진다. 자기 관리의 줄을 놓아버린 사람들은 더 많은 것을 잃게 된다.

민원이 접수되거나 큰 사고가 벌어져서 책임져야 할 상황에서는 최전선에 내몰아진다. 그러나 필요할 때에는 언제 그랬냐는 듯, 광팔이*에 혈안되어 있다. 그런 상황에서 어떻게 하면 살아남을까? 어떻게 사는 것이 잘 사는 것일까?

일단 한 곳에 올인하지 않아야 한다. 어차피 내가 직접 사업을 해서

---

* 화투 놀이에서 패의 하나인 광을 파는 사람. 어떠한 일을 함에 있어 좋은 성과가 나왔을 때 기여한 바가 없는 사람이 마치 본인이 이루어낸 성과인 마냥 이야기를 하는 사람.

오너가 되지 않는 이상 아무리 '인간 중심'이라 슬로건을 내걸어도 그저 일개 사원일 뿐이고, 돌아가는 커다란 시스템의 부품 중 하나인 것이 현실이다. 업무시간에는 성실하게 일을 해도, 그 외적인 시간을 스트레스 해소나 휴식에만 시간을 버리지 말고 자신이 좋아하는 일을 꾸준히 해야 한다. 운동을 좋아하는 사람은 운동을 하고, 책을 좋아하는 사람을 책을 읽고, 영화를 보는 등 문화생활을 통해 여가를 즐긴다. 잘하는 일에 대한 계발도 꾸준히 해야 한다. 내가 좋아하고 잘하는 분야에 투자하고 그 경험과 노하우를 썩히지 말고 팔아야 한다.

궁극적으로 우리도 퍼스널 브랜딩을 해야 한다. 취미에서 그치지 않고 콘텐츠를 만들어 유튜브를 하거나 저자가 되어 책을 내볼 수도 있다. 직접 해 보니 진입장벽은 그리 높지 않다. 다만, 꾸준히 할 수 있는가가 중요하다. 만약 그 안에서 결과가 잘 나오지 않더라도 그 경험이 없어지는 것이 아니다. 인생을 재미있게 살기 위해서 나만의 기록을 남기는 것이 좋다. 누군가의 부품이 되어 내 삶을 보내지 말고, 그 안에서만 보람을 찾으려 만 하지 말고 정작 내가 무엇을 좋아하는지 스스로 물어보고 나를 위해서 조금이라도 살아보자!

인생은 길지 않다. 남들의 기대에 부흥하기 위해서가 아니라 내가 무엇을 좋아하는지 찾아야 한다. EMT 한 가지 직업으로는 '경제적 자유'를 얻기가 어렵다. 투자에 대한 공부도 할 줄 알아야 하고 '금융문맹'에서 벗어나야 한다. 본인의 특기와 재능으로 시스템의 주인공이 되도록 한 번쯤은 도전해 보는 것도 의미 있는 일이다.

사람마다 처한 환경이 다르고 생각과 능력이 다르다. 성공한 사람들의 말만 믿고 따라 해도 나에겐 그의 성공이 일어나지 않을 확률이 높다. 어떤 것이 '옳은 선택'인가 결정할 수 있는 혜안을 갖도록 노력하는 것이 중요한 것 같다. 그것을 기르기 위한 방법 중 가장 가성비가 좋은 것이 '책'이다. 실천만 중요시하다가 나의 소중한 시간을 전부 잃지 말고 '간접경험'하고 얻은 지혜를 통해 계획을 세워서 도전하자.

위기를
기회로

예정보다 4시간 일찍 출근하기 위해 차를 몰고 출발했다. D사의 헤드폰 너머로 들리는 힙합 음악을 신나게 들으며 회사 근처에서 좌회전을 하려는데 순간 '퍽' 소리와 함께 잠깐 정신을 잃었다. 혼미해진 상태에서 겨우 눈을 뜨니 풍선껌처럼 터져 있는 조수석 쪽의 하얀색 에어백이 가장 먼저 보였다. 고개를 들어 앞을 보니 핸들 쪽 에어백도 터져 있었다. 정신이 선명해질수록 가슴 통증도 커지는 느낌이 들었다. 안전벨트는 덕분에 몸이 유리를 뚫고 나가지는 않았지만 심한 사고임은 즉감할 수 있었다.

달려오는 차가 내 차의 우측 뒷부분을 박고 차가 한 바퀴 회전한 것으로 느꼈는데 실제로는 조수석을 들이밀어 반 바퀴 회전하며 신호등과 충돌했다. 우선 출근은 불가능하다고 판단되었기 때문에 부서에 전화를 걸어 교통사고 나서 회사에 들어갈 수 없다는 사실을 알렸다. 이후 보험사에 접수하기 위해 번호를 누르며 통화하고 있는데 누군가 차 문을 열어 말을 건넸다. "괜찮으세요?" "얼른 내려야 해요! 지금 내려서 옆에 쫌 계세요!" 차분하게 걱정하는 말투로 이야기했지만 내리는 것을 재촉하는 것을 보니 견인차 기사임이 추측되었다. 정신이 없어서 전화를 이어가기 어려웠고, 소리도 잘 들리지 않아 소리가 중간에 끊겼다. 다시 한번 그 젊은 기사는 차에서 내리라고 말한다.

"지금 내리면 이차적으로 손상을 입을지 몰라서 구급대가 올 때까지는 가만히 앉아 있는 게 좋을 것 같아요!" 친절하게 답변했다. 순간 그가 당황한 눈빛이었다. 이차적 손상? 낯선 어휘를 구사하는 이 녀석은 어떤 놈이지? 하는 표정이었다. 마침 차에서 연기가 났는데 그는 순발력을 발휘했는지 말을 바꿔서 다시 권유했다. "차에 지금 연기가 나요! 불이 나면 위험할 수 있으니 내리시는 게 좋을 것 같아요!" 나도 운전석에서 차량 앞부분에 연기가 올라오는 것은 보았지만 불이 날 정도로 심하지 않았다. "이 정도 연기로는 불이 나지 않으니까 괜찮아요! 금방 구급대가 오니까 잠시 있을게요." 완강한 태도에 그는 물러서서 담배를 태웠다. 나는 보험사에 전화를 걸어 사고 접수를 하고, 보험사 견인차를 따로 불렀다.

119 구급대가 도착했다. 구급대원이 내게 와서 부축해줬고 구급차에 올랐다. 걸어서 내릴 정도는 되었기에 구출고정대(KED)나 긴척추고

정판(Long Back Board, LBB) 등의 장비는 필요 없었다. 그러나 현장만 놓고 보면 폐차를 해야 될 수준에 이르렀으니 내심 외상 평가나 경추보호대 (C-collar) 정도는 바로 채워줬으면 했다. 직업상 더 심한 사고들을 많이 봐서 그런지 일부 구급대원들은 매뉴얼을 약간씩 생략하는 경우도 있었다. 다행히 차에 눕기 전 내 목에는 경추보호대가 채워졌다. 나를 데리러 와줘서 도움을 준다는 사실 하나만으로도 사실 너무 고맙게 느껴졌다. 많은 대화를 한 것은 아니지만 거의 외상이 없었기 때문에 특별히 문진할 것도 많지 않았다.

자동차 사고가 나면 병원에서는 심각하게 다치지 않는 한 환자에게 병상을 잘 내어주지 않으려 한다. 손목 통증이 있어서 간단하게 X-ray라도 찍고 싶었지만 받아 주질 않아서 집으로 돌아가야 했다. 회사랑 연계된 병원이어서 그런지 더 치사하게 느껴졌다. 그동안 내가 실어 나른 환자가 얼만데! 지친 몸을 이끌고 방에 누워 이런저런 생각을 했다. 그러다 밝은 빛에 깜짝 놀라 눈을 떴을 때는 이미 하루가 지난 뒤였다. 문제는 내 몸이었다. 일어나기 위해 고개를 들어보려 했으나 팔, 다리 할 것 없이 모든 신체부위가 마비된 것만 같았다.

+ + +

어제 사고가 났었다는 사실을 떠올렸고 옷도 그대로 입고 있다는 사실이 느껴졌다. 기억이 돌아오고 나니 조금씩 몸에 힘이 들어가는 것 같은 느낌이 났다. 입원 치료가 가능한 동네 의원을 가서 X-ray 촬영을 했는데 왼쪽 손목에 금이 갔다. 손목에 깁스를 해야 했다. 상대는 신호

위반이었기 때문에 100% 과실이었다. 스스로 해결해야 했기 때문에 인터넷 검색만 계속했다. 여러 판례를 뒤적거리고 보상에 대해 협상하는 방법 등을 찾아보았다. 공통적인 답변은 절대 먼저 협상에 대한 금액을 제시하지 말라는 것이었다.

"한 달 뒤에 베트남 여행이 예정되어 있는데 그전까지만 해결하고 가자!"

그러나 보험사 직원은 깜깜무소식이었고 큰 사고를 당했다는 사실에 부서의 선후배들이 계속 병문안을 왔다. 교대근무자도 많다 보니 며칠에 걸쳐서 병문안을 오는 사람들이 수십 명이 넘었다. 그 광경을 계속 지켜보던 병원의 한 의료진이 "대체 저분은 뭐하는 분이에요?" 하고 물어봤는데 선배가 "우리 회사 사장님이에요"라고 농담을 했단다. 그걸 또 진지하게 들었던 담당자는 친히 내게 와서 어느 회사 사장님이냐고 물어보기도 했다.

일주일이 지나도 보험사는 연락이 없었다. '어떻게 된 일이지? 보통 협상하자고 할 텐데…' 괜히 마음이 조급해졌다. 상대는 고수였던 모양이다. 흘러가는 시간에 급한 건 도리어 내가 되었으니. 병상에 있는 동안 개인 연차는 계속 차감되어갔고, 어느덧 나는 병실의 방장이 되어 있었다. 6인실이었는데 젊은 사람 한 명을 제외하곤 모두 어르신들이었다. 입원실을 나가서 밤을 새우고 오면 안 되는데 외출하는 분들도 많았다. 머리카락이 허리까지 내려온 60대 환자분은 화려한 바지로 갈아입으시고 콜라텍에 가셨다. 나는 우리 동네에 콜라텍이 있다는 사실을 처음 알았다. 어릴 적 콜라텍은 젊은 사람들만의 만남의 장소였는데 지금은 어르신들의 아지트가 되었다는 사실도 알게 되었다.

여행 일정은 가까워 오는데 해당 보험사에서는 연락이 올 기미조차 보이지 않아 내가 먼저 연락을 했다. 답답한 사람이 우물 파는 꼴이었다. 이것만으로도 이미 한 수 접고 들어간 셈이 된 것이다. 아니나 다를까 합의금을 얼마를 원하느냐고 내게 물어왔다. 연습한 대로 얼마를 줄 것인지 되물었다. 생각했던 금액에 비해 너무 터무니없는 금액을 답해 왔다. 이것은 토트넘의 레비 회장이나 하는 짠돌이 수법인데… 말도 안 되는 금액을 불러놓고 액수 자체를 다운시켜서 본인들이 원하던 금액을 받는 것이다. 명함에 부장 직급을 단 보험사 직원에겐 아마도 나는 한없이 하수처럼 보였을 것이다. 결국, 내가 생각했던 금액을 이야기했고 적정선에서 합의를 봤다. 꼼수 부리는 것은 안 맞나 보다. 그나마 이후에 옆자리에 들어온 환자가 차량에 대한 보상을 받을 때 도움을 많이 주었다. 어떻게 그렇게 잘 아냐고 물어봤더니, 본인의 직업 중 하나가 '손해사정사'란다. 조금만 일찍 만날 걸!

몇 달 뒤 그를 우리 회사 보안업체 직원으로 만나볼 수 있었다. 무척 반가웠다. 대학 동기, 군 동기, 조리원 동기, 병원 동기… 동기들은 모두 소중하고 애틋한가 보다. 교통사고가 났을 때 사고의 케이스별로 과실 금액을 알려주는 앱이 있다. 그리고 보상에 대한 협상을 서두르고 싶으면 한의원으로 가는 것이 빠르다. 정말 아픈 곳이 다 나을 때까지 충분히 치료도 받자. 보험금 청구의 시효는 피해 후 3년이나 된다. 운전은 나만 잘한다고 사고가 안 나는 것이 아니기에 말도 안 되게 뻥 뽑으려 하면 안 된다. 언젠가 내게도 돌아올 수 있음을 명심하자.

강사라는
제2의 직업

앞에서도 이야기했듯 응급구조사가 되고나면 누군가를 가르칠 일이 많아진다. 나 역시 교육에 관심이 많아 다년간 강사로 활동하는 응급구조사들을 유심히 지켜보았는데, 잘 가르치는 강사들은 대개 풍부한 경험을 가지고 있었다. 그러나 수많은 경험과 좋은 스토리를 갖고서도 남들 앞에 서는 것이 부담스럽고 떨려서 이야기하고자 하는 정보를 전달하기 어려워하는 사람도 많다. 이 안타까운 상황은 나의 과거에도 존재했었고, 적어도 소중한 시간을 내서 이 책을 읽고 있을 독자들만큼은 시행착오를 줄이길 바라는 마음에서 소소한 팁을 전달하고자 한다.

시간을 잠시 되돌려 처음 강의를 했던 날을 떠올려보자(강의 경험이 없다면 친구들 혹은 동기들 앞에서 발표를 했던 기억을 떠올려보면 되겠다). 수없이 연습하고 준비를 끝내도 막상 수많은 시선들이 나에게 집중되면 긴장한 탓에 전하고자 했던 내용을 100% 전달하지 못 하는 경우가 많다. 시간이 어떻게 흘렀는지, 내가 무슨 말을 했는지도 기억나지 않는다. 후회도 되고 아쉬운 마음도 들지만 이미 끝나버린 걸 어쩌겠는가. '다음에는 더 잘해보자'라는 다짐을 해보며 같은 경험을 한 번, 두 번, 세 번 반복하다 보면 어느 시점부터는 자신감이 붙고 마음도 편안해진다. 많이들 동의할 거라 생각한다.

처음부터 완벽한 사람은 없기에 그 '처음'을 어떻게 시작하느냐는 굉장히 중요한 과제다. 개인적으로도 처음 교육을 맡아서 준비했던 시간이 가장 중요한 시기였다. 강의에 사용할 대본을 미리 출력해 외우기도 하고, 혼자 리허설을 해보기도 했는데 재미있는 건 이때 사용했던 멘트가 나도 모르게 다음에 이어지는 교육에서도 나오게 된다는 것이다. 이래서 무슨 일이든 처음이 중요하다고 말하는가보다. 더욱이 강의가 익숙하지 않은 상태에서는 처음 기획한 틀을 바꾼다는 건 어려운 일인데, 언제까지 초보자의 단계에 머물러 있지 못하는 것이 또 우리들이기에 이것을 몇 차례 하다 보면 중간중간 시계도 보고 가끔은 농담도 던지는 등의 여유가 생기게 된다.

첫 강의 때 이야기했던 내용에 변화를 주고 싶은데 잘 되지 않는다면 한 번에 많은 것들을 바꾸려 하지 말고, 새로 알게 된 사실이나 경험을 한두 가지씩 추가하여 이야기해보는 연습을 해야 한다. 누군가는 잘

짜인 각본에 따라 강의하는 스타일을 선호할 것이고, 또 누군가는 각 파트의 순서나 핵심 문구만 머릿속에 넣어놓고 나머지는 애드리브와 본인의 지식으로 채워나간다. 당일 컨디션에 따라 내용이 조금씩 바뀔 수도 있고, 청중들의 경청 태도에 따라서 팁이나 에피소드를 추가하기도 한다. 듣는 사람들이 적극적으로 호응해줄수록 강사는 힘이 나게 되어 있다.

타인 앞에 선다는 것은 굉장히 부담스럽고 떨리는 일이다. 관중들이 나를 어떻게 생각할지, 강의를 잘할 수 있을지, 분위기가 너무 딱딱하면 어떨지, 나보다 더 전문가가 앉아 있으면 어쩌지 하는 등의 걱정에 휩싸이게 된다. 평소 알고 지내는 사람이 내 강의를 들으러 오기라도 하는 날에는 부담이 배가 된다.

이런저런 생각에 너무 긴장된다면 강의가 시작하기 전에 어떤 사람들이 교육장에 와 있는지 조사해보는 것도 도움될 수 있다. 첫 교육에 강의를 바로 시작할 경우, 유명인사가 아니고서는 대부분이 '얼마나 잘하는지 두고 보자!'는 식의 눈빛으로 무언의 압박을 준다. 그러면 그 분위기에 압도당하여 하고자 하는 이야기를 못하고 내려올 가능성이 높다. 그럼 그 교육은 망한 것이다. 청중을 압도하진 못해도 의미는 전달해야 한다. 청중을 내편으로 만드는 것이 절대적으로 중요하다.

좋은 방법 중 하나는 상대의 이름을 물어보고, 이름을 불러주는 것이다. 모르는 사람이 내 이름을 불러준다는 것은 심리적으로 호감을 이끌 수 있는 무기 중 하나이다. 친근감 있게 내 이름을 불러주는 사람에게 마음의 문을 열지는 않더라도 노크는 했으니 최소한 강사가 누구인지는 궁금해할 것이다. 조금 더 나아가 상대가 '나'라는 문을 직접 열어본다면 절반은 성공한 것이다.

강의 시작 전에 먼저 도착하면 혼자 가만히 앉아 있거나 나가 있지 말고 앞줄에 있거나 눈이 마주친 청중에게 다가가서 질문을 해라. 대화는 지극히 가벼운 것이 좋다.

"강의 오래 기다리셨어요?"
"멀리서 오셨어요?"
"여기 오신 분들은 전부 서로 알고 계신 분들인가요?"

위와 같은 가벼운 질문이 좋다. 물어보는 질문 중에 청중들이 어떤 유형의 사람들인지 파악해두면 강의에 도움이 된다. 서로 가벼운 대화를 나눴던 청중은 그렇지 않은 사람들보다 당신의 강의를 잘 들어줄 확률이 높다. 그럼 그 사람에게 이야기하듯 강의하면 된다. 나머지는 들러리라고 생각하면 마음이 편해질 것이다. 가끔씩 주변 사람들에게도 골고루 눈빛을 나눠서 주면 더욱더 자연스러워진다.

'자신감'도 빼놓을 수 없는 무기다. 자칫 '나보다 더 경험 많은 전문가가 있으면 어떡하지?'와 같은 생각에 시작도 하기 전부터 주눅이 들수 있다. 박지성 선수는 세계적으로 수준 높은 EPL 선수들을 상대하면서 경기장에 들어갈 때 '내가 제일 잘한다'는 마음으로 경기에 임했다고 한다. 요즘 핫한 개그우먼 장도연 역시 큰 무대에 설 때면 '얘네 다 X밥이야'라고 속으로 되뇌며 무대에 올라간다고 한다.

신뢰를 가져다줄 수 있는 소개 멘트를 만들어 보는 것도 좋다. 나를 소개하는 멘트 하나로 청중에게 자신이 전문가라는 것을 인식시킬 수도 있기 때문이다.

"저는 1년에 3천 명의 환자를 만나는 구급대원입니다."

"저는 하트세이버* 10개를 가진 응급구조사입니다."

신뢰를 형성하고 싶다면 우리는 '수치'를 사용해야 한다. 논리적으로 이야기하려면 통계나 수치를 이용해서 이야기할 줄 알아야 한다. 그리고 우리 자신을 한 문장으로 표현할 줄 알면 좋다.

강사들은 흔히 청중을 이해시키기 위해 예시를 든다. 하지만 가끔씩은 예시가 적절하지 못해 도리어 이해나 집중도를 흐리는 경우도 많다. 청중들을 이야기에 집중시키기 위해서는 '공감대'가 형성되는 이야기가 좋다. 공감대가 없다면 유머라도 있어야 한다. 강의 중간마다 한 번씩 '요약'을 해준다면 청중의 기억에 오래 남을 수 있다. 단기 기억을 지나 장기기억을 만들어 뇌 속에 저장되려면 '반복'이란 스킬을 써야

---

* 2008년부터 시행된 제도로, 심정지환자의 생명을 심폐소생술(CPR), 심장충격기 등 응급처치로 살린 구급대원 및 일반 시민에게 인증서와 함께 수여하는 배지.

한다. 핵심 내용을 요약함으로써 청중의 머릿속에 중요한 정보를 각인
시킬 수 있다. 물 흐르듯 순조롭게 이야기해서 나는 강의를 잘 마친 것
같은데 청중들의 머리엔 아무것도 남아 있지 않다면 좋은 교육이라 할
수 없다. 하나, 둘, 셋 순으로 한번 더 반복해서 정리해주면 기억에 남
을 여지가 많아지고 청중은 강의를 듣고 무언가 알게 되었다는 충족감
을 느끼게 된다.

강의 자연스럽게 하는 Tip

① 이름을 불러주자
② 질문이나 대화를 나눠라
③ 자신감을 가질 수 있는 주문을 외워라
④ 나를 소개하는 멘트로 신뢰도를 높여보자
⑤ 논리적으로 말하려면 통계나 수치를 활용하자
⑥ 공감대를 형성하라. 할 수 있다면 유머는 강의에서 감초 역할을 해준다
⑦ 강의 중간이나 끝에 중요한 부분에 대해 한 번 더 '요약정리'를 해주자

응급구조사의
미래와 방향성

구급과 구조

'응급구조사'라는 이름은 누가 지었을까?

응급+구조

마치 급하게 구조가 필요할 때 도움을 줄 수 있는 사람을 지칭하는 이름처럼 느껴진다. 병원 내에서 일하거나 응급 환자 민간이송업처럼 환자만 보면 되는 곳은 '구조'와는 거리가 멀 수밖에 없지만 현장을 가는 EMT는 다르다. 특히 소방은 구조와 구급이 분리되어 있어서 특수한 상황이 아니라면 구조를 병행하지 않을 수 있으나 기업은 다르다.

공사현장에서 다치는 근로자들은 대부분 모 아니면 도다. 가볍게 부딪히거나 찢어지는 손상 정도가 경미한 케이스가 있는데 이것이 아니라면 지게차에 치이거나 높은 곳에서 떨어지거나 감전되거나 깔리거나 장비에 끼이거나 질식해서 죽는 등 최소 골절 이상의 손상들이다. 크레인에 매달려서 구조되지 못한 채로 1시간씩 공중에 떠 있는 경우라면 EMT도 어렵겠지만 다쳐서 피를 흘리는데 높은 장비 위에 있다면 어떻게 할 것인가? 바라만 보고 있을 것인가?

당연히 안전 확보가 되지 않은 상태이기에 섣불리 나서서는 안 되지만, 막상 그 상황에 놓이게 되면 말처럼 쉽지 않다. 현장에서는 구조와 구급을 구분하기에 애매한 상황들이 종종 발생한다.

아무리 구급을 전공한 사람이라 설명해도 의사결정을 담당하는 일반인의 눈에는 보이지 않는 법이다. 응급＋구조, 구조도 하면 되잖아! 어떻게 보면 너무나도 자연스러운 생각이다. 설명을 하고 바로잡기에는 힘이 없어서 그저 순응하는 경우가 많다. 이를 바로잡기 위해서는 쪽수라도 많아야 하는데 인원조차 적다. 결국에는 이런저런 이유들로 구조 업무의 일부를 병행해야 하는 쪽으로 가는 경우가 많다.

몇몇 호기로운 사람들은 전문적인 로프 교육도 적극적으로 받고 구조에 대한 열의를 보이기도 한다. 삼각대를 대고 밀폐 구조물 아래에 쓰러진 질식 환자를 끌어올리기 위한 훈련도 하고, 방화복을 입고 공기호흡기를 차는 것이 일상화된 곳도 있다. 어떻게 보면 교통사고를 당한 환자의 상태를 보면서 구조도 동시에 이루어지는 것처럼 구조와 처치는 병행되어야 한다. 임상이나 현장직이나 신입으로 취업한 EMT들이 생각하는 가장 중요한 업무에도 상황에 맞는 응급처치와 중증도 분류가 꼽혔다.

대학 커리큘럼에서 특수상황 응급이란 과목이 있기는 하지만 전문화된 구조와 관련된 부분은 배울 기회가 거의 없다. 학창 시절에는 소방 출신 외래교수님이 구조 과목 수업을 진행하긴 했는데 로프매듭 묶는 것 외에는 특별히 기억에 남는 게 없다. 로프 외에도 화학물질 및 제독, 화학보호복, 수상사고, 화재대응, 위험물 등 현장에서 마주할 수 있는 위험성에 대한 인지와 일부 구조 역할을 대비할 수 있는 분야에 대해 심도 있게 다룰 수 있으면 좋겠다.

EMT의 현실

다들 밝은 미래와 비전을 제시하지만 응급구조사들은 본인의 직업에 만족할까? 20년 전에도 그랬지만 취업이 된다고 해서 미래가 밝은 것은 아니다. 국시 합격률과 취업률 100%에 현혹될 필요가 없다. 앞서 언급했지만, 직접 운영하고 있는 커뮤니티에 현직 응급구조사 102명을 대상으로 무기명 투표를 진행한 적이 있다.

위의 질문에 'No'라고 대답한 현직 EMT가 70%라고 답변했다.
이유는 무엇일까?

▌지위의 차이(면허 vs 자격)

면허증과 자격증은 의료법상 엄연히 차이를 둔다. 면허는 일반인에게 허락되지 않는 특수한 행위를 특정한 사람에게만 허가하는 행정 처분을 의미한다. 즉, 행정기관이 허가한 특정한 일을 할 수 있는 공식적인 자격이다. 자격은 일정한 일을 하는데 필요한 조건이나 능력으로 그것은 인정해주는 증서가 '자격증'이다.

의료인에 해당되는 직군은 면허를 보유한 의사, 치과의사, 한의사, 조산사, 간호사 5개 직군밖에 없다. EMT는 응급의료종사자에 해당한다. 의료인은 의료기관을 포함하여 산업현장에서 등 법적으로 채용해야 하는 필수인원이 보장되지만 EMT는 있어도 그만, 없어도 그만이다. 이것이 가장 큰 차이다.

▌사회적 인식

사회에서 EMT를 바라보는 시각과 인식에 대해서도 생각해볼 필요가 있다. 졸업 후 취업을 선택할 분야를 다양하게 고를 수 있을 정도로 많은가? 만약 어떤 분야를 취직하고 나서도 마음 편하게 대우받으며 또는 만족하며 일할 수 있는가? 어디를 갈 수 있는가가 문제가 아니라 그 이후에 삶을 이야기해주는 대학은 없다. 철저하게 case by case이기 때문이다. 이는 평균적으로 만족도가 높지 않다는 것을 방증한다.

▌선택 가능한 직업의 종류

구급대원을 꿈꾸는 학생들도 이제는 응급구조과가 아닌 간호과로 향하고 있다. 이제는 공무원 특채도 간호사가 유리한 시대가 되었다. 꼭 구급대원이 아니더라도 간호사로 취업할 수 있는 분야가 훨씬 다양하다. 현장에 간호사가 부족하다는 이유 중 하나가 다른 곳에서 일하는 인력이 점점 많아지고 있다는 반증이기도 하다.

안타깝게도 EMT들은 너무 순진하고 단순했다. 높게 올라가려고 도전하는 이들도 적고 올라갔더라도 직군 전체를 생각한다기보다는 자신의 삶에 만족하고 방관하는 경우가 많았다. 반면 간호사 직군은 다양한 방법으로 일할 수 있는 분야를 넓혀 왔다. 선배들은 자신이 고생해서 진출한 분야에 후배들이 쉽게 올 수 있도록 이끌어주는 문화가 발달되어 있었다.

사회적 지위가 높거나 권력이 있는 선배들은 본인들의 업무범위를 넓히기 위해 제도적 마련도 꾸준히 해왔다. 후배들에게는 훌륭한 인프라가 깔린 셈이니 어떤 측면에서는 부럽기도 하다. 그나마 해양경찰의 구급 파트는 모두 EMT로 채용된다는 게 다행이고 고마울 따름이다.

다행히 응급의학의를 대상으로 한 병원 내 응급구조사 인식과 업무범위 관련 통계에서 EMT의 수행능력을 인정받고 응급의료체계 내에서 병원 내 업무를 하는 것에 대해 긍정적인 답변이 90% 이상이다. 여러 직군 속에서 살아남기 위한 노력들을 했겠지만 힘들어하는 이들에게 '그저 버텨라'라고 하는 조언을 보면 마음이 아프다.

인프라 측면에서도 간호사 직군보다 훨씬 부족하다. 우선, 인원수부터 차이가 난다. 21년 4월 기준 의료인력 현황에서 간호사 수는 41만 4,983명에 달한다. 하지만 병원 종사 의료인력은 19만 3,043명으로 전체 인력 중 46.5%에 불과하다. 병원에서 일해야 할 간호 인력이 그 외 업종을 직업으로 채택하는 수가 점점 늘어나는 추세이다.

인프라는 초, 중등학교 보건교사, 보건직 공무원, 산업보건 전문인, 노인전문 및 정신보건, 가정 간호사, 제약회사, 간호장교, 의료관광업, 항공회사, 보험 심사원, 의료전문 법률가, 민간이송업, 건강증진센터 시설을 운영 등 다양하다. 그러나 현장 응급처치가 필요한 분야인 소방 구급대원에 남자간호사들이 많이 지원하고 있다.

현장 응급처치에 대한 커리큘럼을 소방학교에서 응급구조사 출신 교관이 다시 가르치기도 한다. 그에 반해 EMT 수는 20년 기준으로 1급(20,588명), 2급(20,197)으로 총 40,785명이다. 결혼을 해서 쉬고 있는 경우 또는 EMT일이 아닌 타 직업으로 전향한 인원들에 각 기업에서 타 업무가 있으나 민간 교육을 통해 2급 자격을 취득한 인원을 제외하면 실제 인원은 훨씬 적다.

나아가야 할 방향

만약 내가 학생을 가르치는 입장이 아니었다면 EMT의 미래에 관해서도 전혀 신경 쓰지 않았을 것이다. 그러나 학생들을 바라보고 있으면 내가 걸어온 길을 그들도 머지않아 걷게 될 텐데 적어도 현재보다는 좋은 환경에서 일을 할 수 있었으면 좋겠다는 바람이 저절로 든다. 저들은 아직 잘 모르지만 앞으로 직면하게 될 미래가 얼마나 불투명한지, 개인의 노력이 없으면 버티기가 얼마나 힘든지 너무나도 잘 알기에 현실적인 조언을 해줄 수밖에 없다.

▎문제의식과 개선점 공유

위의 문제들을 조금이나마 해결하기 위해 활동하는 사람들에게 힘을 실어주는 것은 당연한 일이다. 나와 방식이 다르더라도, 생각이 조금 다르더라도 이해관계보다는 미래를 생각하고 가야 한다. 그 첫 번째 과제로 크고 작은 이해관계 속에서 나타나는 불협화음을 정리해야 한다.

대다수의 사람들은 나서는 것을 꺼린다. 작은 변화를 위해서는 한목소리가 필요하며, 자신의 의견과 다르다면 본인의 생각들이 어떤지 제시하고 정답을 찾아가는 과정을 거쳐야 한다. 불협화음보다 무서운 것은 '무관심'이다. 정작 능력 있는 사람들은 사는데 크게 지장이 없기 때문에 이런 문제에 크게 관심을 두지 않는다. 업무범위의 변화가 있는지 없는지도 잘 모른다. 이들에게는 환자를 생명을 위한 처치는 교과서에서나 나오는 이야기일 수 있다. 이미 다른 일들도 많이 하기 때문에 EMT 업무에 대한 열정이나 애착도 크지 않다. 이들의 무관심을 관심으로 돌리고 하나 된 목소리를 내기 위해서는 내부적인 화합이 필요한데 그 기회는 '공감'에서 나온다. 보수교육이나 캠페인 등을 활용해야 한다. 그리고 업무범위가 확대되더라도 EMT 전체 직군에 적용되어야 하고, 자격이 취득된 인원에게 정기적으로 추가적인 인증절차가 없어야 한다고 생각한다. 의학을 다루는 어떤 직군도 인증절차를 밟지 않는다. 스킬과 능력 여부를 따지는데 다른 직군들도 면허나 자격은 취득했으나 능력과 소양이 부족한 개인차는 얼마든지 있다.

▌인재 확보

똑똑한 인재들이 많이 들어와야 한다. 소수가 살아남으려면 구성원들이 똑똑해야 한다. 대학의 정원은 시간이 지날수록 줄어들겠지만 학생을 유치하기 위해서 커트라인을 너무 낮추지 않았으면 한다. 학교에서의 압박이 있는 것도 모르진 않지만 미래를 생각해서 가능성 있는 인재들을 잘 확보했으면 한다. 대학이 그 처음이자 끝이다. 대학이란 이름에 걸맞게 수준 높고 깊이 있는 학문이 될 수 있도록 가르쳐야 한다.

▌교육환경 개선

여러 채널을 통해 각 대학별로 재학 중인 학생들의 이야기를 들어보면 실습 장비와 소모품이 부족한 경우가 너무 많았다. 심지어 물품이 있음에도 불구하고 마음껏 쓰지 못하게 하는 곳들도 많았다. 가르치고 배우는 데 필요하다면 아낄 필요가 없다. 인원수에 맞게 충분히 활용될 수 있도록 각종 장비와 소모품이 구비되어야 한다. 시뮬레이션 교육이 갖추어지지 않은 곳들도 많다. 심지어 소방 실습을 안 나가는 곳도 있다.

실습도 응급실로 제한적이다. 의대생이나 간호과 생이 병원의 모든 과를 돌면서 실습하듯이 우리도 다양한 케이스들을 경험할 줄 알아야 한다. EMT들이 병원 응급실에서만 일하는 것도 아니지만 전체를 돌면서 얻을 수 있는 경험들이 많다. 더군다나 구급대원을 목표로 해서 들어오는 학생들이 많은데 소방 실습을 안 가는 것은 무슨 생각인지 이해가 되지 않는다.

커리큘럼도 학생들이 직접 고를 수 없는 전문대학들은 학생들의 미래를 위해 현실에서 도움이 될 수 있는 과목들을 선정해야 한다. 어느 분야에 어떻게 진출할지 모른다. 병원과 소방에만 포커스를 맞추지 말고 다양한 경험을 할 수 있도록 자기 계발이 가능한 과목들을 골라야 한다. 특히, 법의학, 심리학 등이 추가되면 좋겠고, 논문 쓰기와 어학(영어)은 필수로 넣자.

구급대원의 비율이 아무래도 높은 편이니 소방학개론 등은 이해가 되지만 안전분야 과목은 넣지 않아도 된다. 취업해서 하거나 독학으로도 충분한 과목들은 철저히 배제하도록 하자. 체력을 기르는 것도 개인이 할 수 있는 것들이다. 과목으로 채우기엔 부적절하다고 생각한다.

궁극적으로는 EMT 출신이면서 역량과 긍지를 가진 이들이 각자의 위치에서 높은 지위를 맡는 사람이 늘어날수록 조금씩 변화할 것이다. 취업할 수 있는 분야를 다양하게 넓히고, 사회적인 인식을 높이도록 노력해야 한다. 개개인의 성공이 곧 EMT 전체의 성공일 수 있다. 인프라가 구축되지 않은 상황에서는 분야별로 개인의 성과에 기댈 수밖에 없다. 과거 맨체스터 유나이티드의 박지성 선수가 아시아인으로서 성공하면서 프리미어리그에 한국 선수가 늘어난 것처럼 인식을 변화한 것처럼 말이다.

💡 EMT의 예상되는 미래전망

발전가능성이 보이는 이유

EMT가 생겨난 역사를 간단히 살펴보면 응급의료의 태생과 맥락을 같이 하고, 거기서 파생되었다. 지난 30년 동안 급속도로 발달된 경제개발과 연이어 발생한 수 많은 재난상황(열차전복사고, 아시아나 항공기 추락사고, 성수대교 붕괴사고, 유람선 화재 사고, 가스폭발 사고, 지하철공사장 도시가스 폭발사고, 삼풍백화점 붕괴사고 등)이 응급의 학이 발전할 수밖에 없었던 이유이기도 하다.

응급의료체계가 구축되는 과정에서 프랑스처럼 의사가 사고현장으로 가기는 어 려웠던 탓에 병원 전 단계에서 응급처치를 할 전문가가 필요했다. 그렇게 미국의 제 도를 롤모델 삼아 EMT 직군이 만들어졌다. 대학병원과 종합병원 등에 응급실이 생 겨나고, 2천여 명의 응급의학 전문의가 생기는 동안 EMT 역시 1급과 2급을 합쳐 4만 명이 넘게 되었다.

앞으로도 산업이 고도화되면서 다치거나 아픈 사람들은 끊임없이 발생할 것이 다. 4차 산업혁명이 앞당겨지며 인공지능, 자율주행, 빅데이터, 사물인터넷 등 을 논하다가 이제는 5차 산업혁명을 논하는 시대가 되었다. IBM 인공의사 왓슨 은 300종의 학술지도 및 1,500만 페이지에 달하는 의학전문자료를 익혔고 암센 터에서 레지던트 수련도 했다. 이후에도 꾸준히 업데이트 되면서 환자를 보면 평균

8초 만에 치료하는 방법을 제시하는 수준에 이르렀으며, 의사는 그것을 참고하여 진단을 내린다. 이미 90개국에서 활용되고 있으며 신뢰도 또한 91%나 된다.

왓슨은 보조역할이지만 아이디엑스(IDx-DR)는 미국의 1호 인공지능 의사로 미국식품의약국 FDA 승인도 받아 당뇨 망막병증을 진단한다. 중국은 인공지능이 사람대신 진료를 하는 1분 진료소를 운영하고 있다. 200명의 인공지능 전문가와 3억 건의 진료 데이터를 학습해서 2,000가지 이상의 질환을 진단할 수 있다. 스마트 약품자판기가 운영되어 1시간 내 약을 배송하는 시스템도 만들어졌다. 일본 역시 인공지능 시스템을 통해 국립암센터 등에서 대장내시경 영상을 통해 악성 용종을 98%의 정밀도로 판별하고 있다. 이런 기술들은 진단 외에 신약을 개발하고 수술하는 데에도 활용된다. 다빈치, 로보닥 등 유명한 수술로봇들이 2018년도 기준으로 6만 번 이상 수술하기도 했다. 일본에서 만든 의료로봇 중 아시모라는 로봇은 '간호로봇'으로 만들어졌다. 노령화 사회에 접어들면서 노인 연령을 돌보는 게 주 업무다.

이제는 침을 뱉어서 기업으로 보내면 일주일 안에 유전자 분석결과를 받아볼 수 있는 시대가 되었다. 검사 비용도 우리나라 돈으로 12만 원 정도다. 머지않은 미래에는 장기가 손상을 입어도 재생의료와 인공장기가 인체 장기를 대신할 것이다. 이것만으로도 몇몇 직군은 사라지거나 일하는 사람이 굉장히 적어질 수 있음을 예측해볼 수 있다. 그런데 EMT라는 직업처럼 사람이 다치거나 아플 때, 직접 손으로 해야 하는 현장 의료는 완벽히 대체되기가 어렵다고 본다. 전문화된 인력이 줄어드는 것은 막을 수 없겠으나 미래를 그리는 영화나 드라마에도 구조대는 항상 나온다. 소방과 민간이송업, 항공이송 분야, 중환자 이송에 대한 수요도 늘어날 것이다. 개인의 역량에 따라 진출할 수 있는 분야도 얼마든지 만들어질 수 있다. 미군부대에서 근무 중이며 닥터헬기 등 항공이송 경험도 풍부한 후배님과 이야기를 나눴는데 그가 말하는 EMT는 본인의 취미나 적성에 따라 여러 직업을 선택할 수 있는 것이 장점이라 했다. 좀 더 풀이해보면, 수영을 좋아하고 잘하면 라이프가드나 해양경찰도 될 수 있다. 스키를 좋아하면 스키장이나 리조트에서 일할 수도 있다. 스포츠를 좋아하면 체육과 연계된 선수촌도 갈 수 있다. 안정적인 공무원을 원하면 소방이나 보건소, 교정직도 가능하고 행정고시를 보고 보건복지부 직원도 될 수 있다. 회사원이 되고 싶으면 기업 취업공고에 도전할 수도 있다. 영어를 좋아하고 잘하면 해외유학도 가능하고, 후배처럼 미군부대에서 일하는 것도 가능하다. 가르치는 직업이 좋으면 강사를 할 수도 있고, 학위를 더 취득해서 전임교수가 될 수도 있다. 사업을 하기 위해 영업을 배우고 싶으면 의료기기 회사에 들어갈 수도 있고 개인적으로 창업할 수도 있다. 나 역시 회사원, 교수, 강사, 작가, 마케터 등 다양한 직업을 갖고 있다. 요즘 평생직업은 없다. 학습과 도전이 계속되어야 다음 스텝으로 나아갈 수 있다.

기대와 숙제가 공존하는 현재

EMT 직업에 대한 수요는 지속되겠지만, 그것은 미래에 대한 예상일 뿐이고 우리에게 직면한 현실에서 풀어야 할 문제들이 남겨져 있다. 응급의료행위에 대한 업무범위와 처우개선 등이 대표적이다. 시대가 변하기에 맞춰가야 하는 것들 중에 27년 전에 생긴 현장응급처치에 대한 의료법상 업무범위가 바뀌지 않은 점은 면허체계로 바뀌어야 하고, 인증제도를 만들 필요성도 EMT들의 역량을 보여주는 계기가 많이 만들어져서 사회적인 인식이 바뀌어야 한다.

의료인 직군 모두가 면허를 취득한 후 외부의 검증을 다시 받지는 않지 않는가? 대부분 학회를 통해 스스로 환자를 위한 최신의료를 연구, 개발하고 수련한다. 인증받는 과정은 자격이나 면허를 취득하는 과정에서 교육기관을 통해 충분히 이루어져야 하고, 그 이후에는 임상에서 스스로 업데이트하는 길로 가야 한다.

현장에서 발견된 환자는 적극적인 응급처치를 진행하고, 병원으로 이송하는 구급차 내에서의 처치와 함께 병원 내에서 전문적인 치료를 받으면 살아서 정상적인 생활로 돌아갈 가능성이 높다. 그 역할들은 유기적으로 일어나야 가능한 일들이기에 다양한 직군이 공존해야 하나의 체계가 된다. 따라서 기본적으로 서로에 대한 존중이 전제되어야 한다. 그 믿음을 심는 것은 남들이 해주는 것이 아니기에 아직까지 숙제로 남아 있고, 다방면으로 노력 중이나 아직까지는 개인의 역량과 능력에 의존하는 경향이 높다. 대학으로 입학하는 정원수가 줄어들기 때문에 머지않은 미래에는 지금의 3년제 대학과정이 간호학과처럼 4년제만 남게 되지 않을까 싶다. 발전을 위해서는 그렇게 되어야 하기도 한다.

EMT가 만들어진 이유와 발전한 역사를 보면, 왜 기본적으로 대학에서 병원 전

처치에 대한 내용을 다루는지 알 수 있다. 철저하게 현장처치를 전문적으로 할 수 있는 인력이 되기 위한 과정을 배운다. 따라서 EMT 과정을 공부하고 자격을 취득한 이들은 병원 전 단계 응급처치 업무를 할 수 있는 곳으로 진출해야 한다. 가장 적합한 곳이 소방의 구급대원이다. 그러나 최근에는 EMT보다 병원단계에서 의사와 함께 환자의 진료와 치료를 담당해야 할 간호사 직군이 더 많아지는 추세이다. 아무래도 응급의료와 병원 전 처치에 대한 개념 등 교과과정이 다르다 보니, 소방학교에서는 간호사 출신의 구급대원을 다시 가르치고 있다.

임상경력이 응급실 근무인 경우에는 그래도 많은 부분에서 현장처치에 대한 이해도가 높을 수 있지만 그 외 경력인 경우에는 다시 기초과정을 교육할 수밖에 없다. 수많은 현장경험을 가진 인력들이 전문적인 내용을 다루어야 하는데 한계가 있다. 그래서 그들은 더 열심히 배우고 현장경험을 쌓으며 끊임없이 연구하려 한다. 그런 적극적인 자세와 정맥주사나 상처처치, 병원 인계 등의 강점은 상관들의 신임을 쌓기에 충분하다. 심지어 권력을 사용할 수 있는 높은 직위에도 간호사 직군이 많다. 의료법 상 문제되는 부분들을 소방법으로 대체할 수 능력도 있다. EMT의 업무 범위도 그 테두리 안에서 시범사업도 하고 구급대원에게만 적용될 가능성도 없지 않다.

더 나은 미래를 위해서는 우리가 사회적으로 더 높은 위치로 올라가는 사람들이 많아야 하고, 막상 그 위치에 올라갔을 때 변화를 주도할 줄 알아야 한다. 개개인의 각성과 노력이 없다면 이룰 수 없는 것이기에 '누군가 하겠지'가 아니라 내가 잘 하는 게 중요하다. 그러나 사람들은 정작 자신의 지위나 현실에 만족하게 되면 타인에게는 관심을 두지 않는 경우가 많다. 마음은 있어도 움직이지 않으면 아무 일도 일어나지 않는다.

첫술에 배부를 수도 없지만, 개인의 발전이 곧 전체의 발전이다. 현장처치에 특화된 우리가 많이 있어야 하고 필요로 하는 소방에 진출하기 위해서는 개인의 노력도 필요하나 제도적인 장치도 필요하다. '응급구조사'라는 명칭에 때문에 우리가 구조를 따로 배우지 않음에도 마치 구조를 배울 것만 같은 오해가 생기기도 한다. 명칭을 바꾸지 못할 것이라면 소방에서 요구하는 구조에 대한 개념을 컬리큘럼에 확대하여 특채를 늘리는 것도 좋다고 생각한다. 높은 곳에 올라가 있는 사람이 심각한 손상을 입고 있거나 급류에 떠내려가거나, 천장 위에서 감전되어 쓰러지거나, 공사장처럼 협소하고 위험한 현장에서 다쳐서 움직일 수 없는 경우 등 구조가 필드에서 필요한 경우도 생각보다 많다. 대부분 구조와 처치가 병행되어야 환자의 생명을 살릴 가능성이 높다. 업무범위나 처우개선, 사회적 인식이 점점 개선되면 미래는 발아질 것이다. 그러기 위해서는 개개인의 노력이 중요하다.

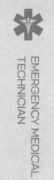

EMERGENCY MEDICAL
TECHNICIAN

(제5장)

나만 알고 싶은

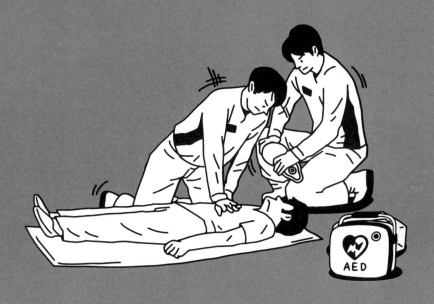

비하인드
스토리

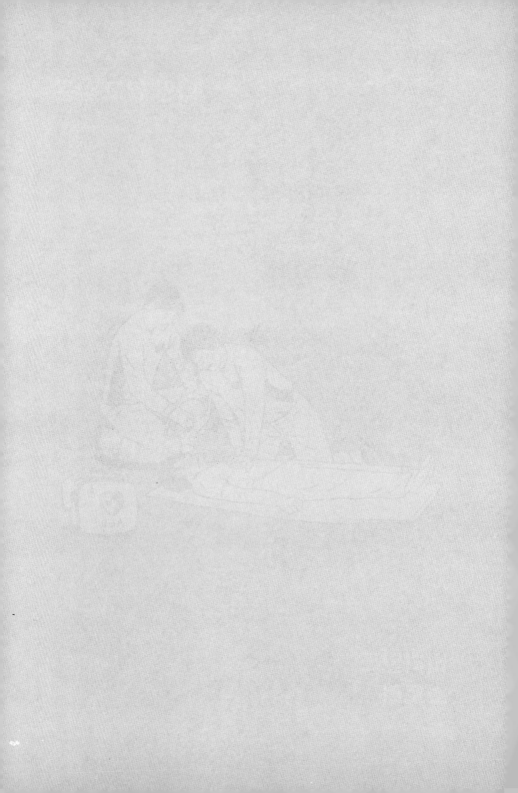

소방과
어릴 적 트라우마

　'소방관'은 많은 어린이들의 꿈이다. 다른 미래를 그리는 아이들도 소방관을 존경하는 마음이 가슴 한편에 있다. 당연한 이야기겠지만 내 주변에도 소방에서 근무하는 지인이 많다. 이래저래 하고 있는 활동이 많다 보니 구급대에 들어오라는 제의도 여러 번 받았는데 사실 나는 소방을 좋아하지 않는다. 구급대원이 되고 싶은 생각도 없다. 단편적이지만 꽤 충격적이었던 어린 시절의 기억 때문이다.

+++

　웅성대는 소리에 밖으로 나가 보니 아파트 주민들이 한데 모여 무언가를 구경하고 있었다. 모 방송국에서 강원 소방과 함께 아파트 내에서 비상구조훈련을 크게 진행하고 있었던 것이다. TV에서만 보던 큼지막한 카메라를 든 기자들이 놀이터 앞 정자 옆에 일렬로 서 있었다. 당연히 그 주변에는 소방차들이 즐비했다. 동네의 아이들과 아주머니들은 촬영 현장을 구경했다. 5층 아파트 옥상에서 뛰어내리는 훈련을 하려는지 주차장 아스팔트 위로는 에어매트가 설치되어 있었다. 리포터처럼 보이는 분이 가장 먼저 비명과 함께 빵빵하게 부풀어 오른 에어매트 위로 뛰어내렸다. 어떤 이들은 군중들 속에서 두 번째 뛰어내릴 사람을 무작위로 고르고 있었다. 그때 무슨 이유에서인지 몰라도 이웃 주민들이 나의 엄마에게 뛰어내려보라며 부추겼다. 처음에는 아무도 나서지 않다가 한 명이 지목되자 어느새 무리지어 밀어붙이는 주민들의 등쌀에 엄마는 아파트 위로 올라가게 되었다. 엄마는 무서움을 꾹 참고 뛰어내렸다. 당시에는 보는 사람들도 많고 카메라도 많으니 정신없이 일어났지만 시간이 지날수록 엉덩이와 허리가 아프고 한쪽 다리가 저리다고 했다. 긴장하고 놀라서 그럴 거라는 주변 사람들의 말에 집으로 돌아왔지만 더 이상 움직이기가 어려워졌고 병원에서는 디스크 판정을 내렸다.

문제는 이때부터였다. 소방이나 방송국은 모른척하기 바빴고 결국 변호사까지 선임해서 오랜 기간을 재판하는 데 소비해야 했다. 익히 알려져 있는 것처럼 국가기관을 상대로 소송에서 이기기란 쉽지 않다. 시간이 흐를수록 몸과 마음만 황폐해져 갔다. 어렸던 나는 병원에서 엄마를 돌봐야 했지만 이외의 일은 어떻게 해야 할지 아무것도 몰랐다. 시간이 조금 흘러 뛰어내릴 당시의 에어매트 속 공기가 부족했다는 과실을 어렵게 증명해냈고 재판에서 승소했다. 변호사 비용을 제외하자 손에 쥐어진 금액은 얼마 되지도 않았다. 이후부터 소방에 대한 부정적 이미지가 마음속에 자리 잡게 되었다. 오래전 일이긴 해도 이런저런 핑계만 대고 사과 한번 못 받았다는 엄마의 말은 마치 어제 들은 것처럼 생생하다.

소방에 대한 경험은 학생 때 2주간의 실습이 전부다. 당시 소방 구급대원을 따라다니며 현장에서 어떻게 처치를 진행하는지 봤다. 화재 현장, 교통사고 현장, 개인 질병으로 쓰러진 사람들의 가정을 방문해서 응급처치를 진행했다. 당시 연세대학교 원주세브란스 기독병원과 강원 소방의 시범사업이 진행되었는데 환자의 활력징후와 심전도 리듬 분석된 데이터가 응급실로 전송되어 의료진이 바로 확인할 수 있도록 하는 것이었다. 의료지도를 통해 현장처치가 조금 더 신속하고 전문화되도록 돕는 취지였다. 그 이후 왜 전국적으로 시행되지 않았는지는 모르겠다. 학교에서는 최초로 원주 기독병원 실습을 직접 권유했는데 이유는 〈심폐소생술과 전문심장구조술〉[*]의 저자인 응급의학과 황성오 교수님과 이강현 교수님께 직접 배우기 위해서였다. 몇몇 선후배를 모아서 병원 실습지도 학교 처음으로 개척해서 갔었다.

소방현장에서는 중증외상 환자나 심정지 등 응급 환자도 많이 발생하지만 그렇지 않은 환자들이 훨씬 많았다. 실습기간 동안 하루 평균

[*] 황성오·임경수 저, 군자출판사, 1997.

10건 내외의 환자가 발생했는데 그중 절반 이상은 엘리베이터가 없는 빌라 4층에 사는 거동이 불편한 노인을 병원까지 모셔다 드리는 것과 같은 일이었다. 쓰러진 사람이 있다는 신고를 받고 출동했을 때도 그 원인이 과음이었던 적도 많았다.

반면, 화재 현장에서는 혹시 모를 상황을 위해 대기를 하기도 한다. 오토바이가 넘어져서 머리나 팔다리 등이 부러지거나 깨지는 등 상처가 생기는 일이 많다. 차량끼리 부딪혀서 찌그러진 운전석에 몸이 끼어 나오지 못하는 환자, 뇌혈관에 문제가 생겨서 몸에 마비 증상이 있는 환자도 있다. 물에 빠져서 뒤늦게 구조되었지만 뇌사 상태에 빠져버린 환자, 벌에 쏘였는데 아나필락시스라는 과민성 쇼크 반응이 와서 의식 불명 된 환자, 고속도로에서 달리는 차에서 창을 열고 팔을 밖으로 내밀다가 팔이 절단되었는데 산산조각 나버린 부위를 찾지 못하고 온 경우도 있다. 성심성의껏 병원에 데려다주고서도 오히려 원망을 듣는 경우도 허다하다. 물론 대다수의 응급구조사들은 이런 일에 크게 마음 쓰지 않는다. 마땅히 해야 할 일이기에 오늘도 수고했다는 마음, 누군가를 도왔다는 사명감과 보람으로 스스로를 격려할 뿐이다. 요즘에야 구급대원에 대한 처우나 사회적인 시선도 많이 좋아졌지만 여전히 도움의 손길을 내미는 자들에게 도리어 욕을 하거나 폭력을 행사하는 이들을 볼 때면 마음 한편에서 일어나는 씁쓸함은 어쩔 수 없는 듯싶다.

응급구조사 인생의
최대 위기

흔히 사랑하지만 동시에 미운 마음이 들 때 '애증'의 관계에 놓였다고 말한다. 나에게도 그러한 대상이 하나 있는데 다름 아닌 '무전기'다. 평소에는 괜찮다가도 긴장하거나 중요한 일을 앞두고 있으면 배에서는 어김없이 경적이 울린다. 여기까지만 들으면 백이면 백 모두 심드렁한 표정으로 "화장실 가면 되잖아" 할 테지만 여기에 무전기가 끼어들면 상황은 전혀 다른 방향으로 흘러가게 된다.

한 선배는 내가 잠시라도 상황실에서 자리를 비운 걸 알게 되면 꼭 무전으로 이름을 불러댄다. 그것도 아주 큰 소리로. 화장실에 앉아 한바탕 전쟁을 치르고 있는데 갑자기 무전기에서 자신의 이름이 울린다고 생각해보라. 떠올리는 것만으로도 아찔할 것이다. 물론 칸칸이 나눠져 있어 누구도 내 얼굴을 볼 수는 없겠지만 이것은 그리 위안되는 거리가 못된다. 어쩔 수 없이 생리현상을 참는 일이 잦아졌고 그분만 오지 않는다면 평소에 참는 건 큰 문제가 아니었다. 그래도 어쩔 수 없는 생리현상이다 보니 화장실을 필히 가야 할 때에는 무전기 소리를 최대한 낮춰 놓았다. 급하면 전화하겠지 하는 생각으로 "저 화장실 좀 다녀오겠습니다" 미리 알리고 갔다.

　구급 업무를 담당하다 보면 수십, 수백 가지 에피소드가 생긴다. 하루는 배가 아파서 화장실을 가려는 순간, 환자가 발생했다는 무전이 귓가에 들려왔다. 5분 안에 출동해야 한다는 압박감과 업무 매뉴얼에 대한 책임감 그리고 혹시나 응급 환자일 수 있기 때문에 긴장을 늦추지 않고 구급차로 발걸음을 향했다. 급한 상황이라 배 아픔도 잠시 멈추는 듯했다.

　구급차는 보통 무더위가 기승을 부리거나 한파가 닥칠 때에는 차고지에 보관된다. 그런데 내가 있는 이곳 파주는 국내의 다른 지역들과 달리 계절이 여름과 겨울밖에 없다(초여름-여름-늦은 여름-이른 여름-겨울-늦은 겨울 등으로 나뉜다). 차고지의 위치는 사무실에서 약 100m 정도 떨어져 있기 때문에 차를 가지러 가야 했다. 환자는 두통을 동반한 어지럼증 환자였는데 거동이 불편하단다. 무전기로 들려오는 장소로 빠르게 이동했다. 현장에 가 보니 공사를 위해 들어온 협력 업체 근로자 중 작업 구역 내에 차량이나 사람을 통제하는 역할을 하는 신호수 아주머니였다. 다행히 의식이 있었고 어지럽지만 물어보는 말에 답변도 잘했다. 쓰러졌을 때 외상 여부를 파악함과 동시에 혈압과 맥박, 호흡수,

체온 등 활력징후를 평가한다. 평소에 어지럽거나 두통이 있었는지 여부 등도 체크한다. 혈압은 낮았고 얼굴과 머리카락 사이에는 식은땀도 맺혀 있었다. 다행히 의식은 뚜렷했고 어지럼증도 심해지지 않았다. 그러나 여전히 거동이 불편한 상태였고 두통도 남아 있어 업무는 불가능해 보였다. 세부적인 진료를 위해 병원 이송을 결정하고 가장 가까운 로컬 병원으로 향했다.

구급차 안에서는 출동 및 처치 기록지를 작성하면서 대화를 나눈다. 그런데 갑자기 긴장이 풀린 탓인지 뱃속 긴장도 같이 풀려버렸다. 슬슬 통증이 느껴졌고 환자의 식은땀은 고스란히 나에게 옮겨왔다. 환자는 점점 혈색을 되찾았지만 내 얼굴은 점점 창백해져 갔다. 괄약근의 긴장을 최대한 놓지 않도록 계속 힘을 주고 천천히 심호흡을 한다. 어찌된 게 병원이 가까워질수록 환자보다 내가 더 아파하는 것 같았다.

구급차 뒤편에서 운전석 쪽으로 뚫린 작은 창에 얼굴을 돌려 보면서 병원까지 얼마나 남았는지 거리를 가늠해보았다. 그다지 먼 거리가 아니었음에도 시간이 길게 느껴졌다. 야속하게도 신호등은 보일 때마다 빨간불로 바뀌었다. 응급 환자가 아니라서 운전하는 선배도 안전하게 천천히 가는 것 같았다. 그분을 만나는 바람에 뱃속은 점점 열불이 나고 더 이상 참을 수 없을 정도로 마음은 급해지고 말을 밖으로 꺼내기도 어려운 상황이었다.

선배는 병원에 주차하기 직전에 구급차가 로터리 한 바퀴를 천천히 돌았다. "조금 빨리 가주세요" 운전하는 선배에게 떨리는 목소리로 작게 말을 건넨다. 나의 초조함이 겉으로 드러나지 않아야 할 텐데, 하며 고개를 돌려 보니 환자분은 어느덧 평온해 보였다.

구급차가 병원에 도착한 순간, 환자는 걸어서 들어가도 될 것 같았다. 앞에 탄 선배에게 출동 및 처치 기록지를 전달하면서 "환자분 모시고 접수 좀 해주세요"라고 외치면서 차의 옆문을 열고 뒤도 돌아보지 않고 냅다 달렸다. 남자 화장실이 딱 두 칸 밖에 없었는데 다행히 한 칸이 비어 있었다. 구레나룻 양옆에 식은땀이 맺혀 있다가 쿵쿵 쾅쾅 천둥이 치고, 안도의 한숨이 흘러나왔다. 예열을 마친 자주포의 포탄이 발사되듯 시간도 오래 걸리지 않는다. 환자를 다시 봐야 하기에 빠르게 나와서 응급실로 향했다.

EMT도 사람이다. 때로는 내가 환자보다 더 아플 때도 있다. 그런데 아픈 상황을 겉으로 내비칠 수가 없다. 속으로 '내가 지금 환자보다 더 아프다' 할 때도 있다. 축구를 하다가 발목을 접질렀을 때에도 근무시간에는 반깁스를 풀고 다녔다. 때로는 손가락이나 손을 다쳐서 붕대를 맨 상태로 환자를 돌보기도 한다. 폐차될 정도로 교통사고가 심하게 나서 뼈가 부러지기도 한다. 슈퍼맨이나 히어로는 아니지만 EMT는 다쳐서도 아파서도 안 된다. 소방과 달리 현장에서 나를 구해줄 사람도 없다. 나중에 늦게 소방관이 도착하더라도 예후가 안 좋을 확률이 높다. 그래서 우리는 사고가 발생한 이력이 있거나 사고가 발생할 우려가 있는 위치는 피해서 다닌다. 회사에 설치된 CCTV의 위치도 전부 파악하고 있기 때문에 비밀요원이 된 것처럼 피해 다니곤 했다.

누군가의 죽음을
마주하는 날

일도 잘하고 싶고, 가정도 잘 돌보고 싶고, 효도도 하고 싶고, 돈도 많이 벌고 싶다. 대다수가 원하는 것들일 테다. 그러나 세상에 공짜 없듯 무엇 하나 쉽게 얻을 수 있는 것은 없다. 가끔씩 현실에 부딪히다 보면 다들 잘사는데 나만 뒤처지는 것 같고, 나만 힘들다고 느끼기 쉽다. 높은 연봉에 쉽게 가질 수 없는 것들을 갖추고 사는 이들을 부러워해 봤자 배만 아플 뿐이다. 사실 그래서 더 괴롭다. 어떠한 계기로 부정적인 마음을 뒤로한 채 다시 일어서려 하면 이전보다 더 큰 시련이 찾아와 삶을 뒤흔들기도 한다. 생각은 점점 부정적으로 변하고 못난 마음은 가족들에게도 옮겨간다. 나쁜 감정은 내 의지와 상관없이 주변 사람들에게도 전이된다.

다소 극단적이긴 하지만 집이 망했다거나, 본인 혹은 본인이 사랑하는 이가 시한부 선고를 받은 게 아니라면 대다수의 불행은 '타인과의 비교'에서 비롯된다. 세상은 꿈이라는 이름의 욕망으로 굴러간다는 말이 있다. 욕망과 욕심이 없으면 그렇게 상처받을 일도, 힘들 일도, 걱정거리도 많지 않다는 의미다. 그렇다고 현재만 즐기면 되느냐 하면 그건 아니다. 재미만 추구하는 삶이 윤택해지는 건 욕심이다. 부자들도 저마다의 고민거리가 있듯 모든 사람들은 크고 작은 사연 하나쯤은 마음속에 품고 산다. 대부분은 내면에서 만들어지는 것들이다. 남 탓, 상황 탓할 필요도 없다. 내가 순간순간 결정을 내리고 선택했던 것들이 이어져서 만들어진 결과물이다. 잘못된 선택을 한 나 자신을 미워할 것인가? 어떤 이는 자신에게는 야박해도 타인에게는 관대하고, 어떤 한없이 그 반대인 경우도 있다. 나라고 다르겠는가. 잘되면 내 덕, 잘 안 되면 일어난 모든 상황을 외부에서 찾으려고 했던 적이 한두 번이 아니다.

> "내가 이런 결정을 내리지 않도록 옆에서 더 이야기를 해줬어야지!"
> "나는 잘하고 있는데 너는 왜 그래?"
> "처음부터 환경이 좋았더라면 이런 고민할 필요도 없었잖아."

(어쩔 수 없는 일이겠지만) 이 일을 하다 보면 자해하는 환자들을 여럿 만나게 된다. 칼로 손목을 긋기도 하고, 가위로 배를 찌르거나 긁기도 한다. 목을 찌르지 않는 건 천만다행인 일이다. 안타깝게도 자해를 하는 대부분 사람들은 렌선이나 끈, 넥타이 등으로 목을 맨다.

EMT는 신체뿐 아니라 내면적으로도 단단해야 한다. 사람을 상대하는 일이기 때문에 다양한 유형의 사람들을 만나게 되는데 아픈 사람들을 만나다 보면 그들의 상황과 감정이 전이될 때가 있다. 특히 내가 살리지 못한 대상이 누군가의 남편이었고 아빠였고 엄마였고 자녀였음을 생각하게 될 때면 슬픔은 도리어 스스로에 대한 원망으로 돌아오기도 한다. 책임감과 사명감 있는 사람일수록 더 크게 후회하고 자책할 수 있다. 그러나 그들을 살리기 위해 최선을 다했다면 그것으로 끝낼 줄도 알아야 한다. 자책하고 감정 이입한다고 해서 죽은 사람이 살아 돌아오지는 않는다. 스스로를 돌보고 아끼는 일, 더 많은 환자들을 살리기 위해 꾸준히 공부하고 경험을 쌓는 일. 현실적으로 우리가 해야 할 일은 이런 것들이다.

누군가의 죽음을 대면한 날은 휴식이 필요하다. 아직 인식이 변화되지 않은 곳일 경우, "힘들겠지", "이해한다"는 말로 대체할 수 있으나 그 이상 배려하고 싶어도 방법을 모르는 경우가 많다. 의사결정을 하는 위치에 있는 관리자들은 EMT들의 상황을 직접적으로 겪어보지 못했기 때문이다. 오히려 먼저 휴식을 권해도 함께 일하는 동료들에게 피해가 갈까 봐 애써 괜찮은 척하는 경우도 많다. 하지만 쉴 수 있는 타이밍에는 휴식을 가져줘야 다시 일상과 일터로 돌아갈 수 있다.

집에 가서 혼자만의 생각에 빠져 있기보다는 운동, 영화, 음악을 가까이 하고 맛있는 음식도 먹으러 다니자. 친구나 동료들과 술 한잔하는 것도 좋다. 혼자 쌓아두지 않는 것이 중요하다. 나를 채찍질할 시간에

나 자신을 조금 더 위로해주고, 쉼을 허락하자. 죽음을 대면한 날은 마음을 비우고 쉬자.

기록의
즐거움

해가 갈수록 나이를 먹는 것에 무뎌지는 나조차도 싱숭생숭한 마음을 감출 수 없는 순간이 있다. 바로 10년 주기로 찾아오는 앞자리가 바뀌는 해다. 39살의 나는 '40대는 어떻게 살아가야 할까?'라는 고민을 항상 갖고 살았다. 이전까지는 크게 돈에 대한 관심 없이 살아왔지만 아이들을 키우다 보니 금융문맹이었음을 깨달았다. 경제금융과 관련된 책을 여럿 읽어 보았는데 그 가운데 가장 눈에 들어왔던 건 "일하지 않고도 돈을 벌 수 있는 파이프라인을 만들어야 한다"는 것이었다. 책 출간 경험이 있는 내가 기대해볼 수 있었던 건 '전자책'이었다.

어떤 주제의 책을 써야 할지 몰라 고민하던 와중 일반적이고 대중적인 이야기를 쓰는 것이 좋겠다는 생각이 들었다. 주변을 둘러보니 나쁜 아니라 후배들도 결혼적령기에 접어들면서 결혼에 대한 고민을 상당히 많이 하고 있었고, 이미 결혼한 후배들은 육아와 교육 그리고 실무에 필요한 의학적인 부분으로 골몰한다는 것을 알 수 있었다. 이미 내가 경험한 바를 공유하는 건 그리 어렵지 않은 일이었기에 '초보 아빠'들을 위한 책을 써보고자 했다.

틈틈이 일상을 기록했던 블로그에는 첫째 아이가 생겼던 당시의 감정과 경험도 기록되어 있었다. 이를 중점으로 지난 글들을 모으기 시작했고 추가적인 의견을 더하는 작업을 거쳤다. 그렇게 〈아빠학개론〉이라는 전자책이 탄생되었다. 그런데 책은 쓰는 것보다 파는 게 어렵다고 했던가? 판매는 처남과 후배 몇 명이 고생했다고 한두 권 사준 것이 전부였다. 판매나 수익성이 기대되지 않자 결혼하거나 아이가 생긴 후배들에게 선물하는 것이 더 의미 있겠다는 생각이 들었다. 후배들도 그 의미 때문인지 굉장히 좋아했다. 구색은 제법 잘 갖춰져 있으니 후배들이 보기에도 정성이라 생각해주는 듯했다. 일부 정보들은 실용적이었을 수도 있겠다.

이후 '새로운 것에 도전하는 것' 자체에 의욕이 불타올랐던 나는 또다른 주제를 찾기 시작했다. 그 무렵이 교회나 대학교에서 알고 지내는 학생들 가운데 입대를 앞둔 친구들이 많아지는 시점이었다. 항상 그들에게 조언을 해주는 입장이었기 때문에 '군대'와 관련된 것들을 정리해보기로 했다. 전역 앨범과 다이어리들을 찾아보니 복무 당시 했었던 훈련의 종류와 날짜가 상세히 기록되어 있었다. 기록의 중요성을 다시 한

번 깨달았다. 비록 오래된 일들이지만 직접 경험했던 것들이었기에 기억을 더듬어 군에서 보낸 시간대별로 느낀 감정과 어려운 상황들을 벗어나기 위한 노하우나 지혜들을 담았다. 이미 다녀온 지 오래되었기에 현재 군 생활과 맞지 않을 점을 대비해서 최근에 전역한 학생들에게 조언을 구하며 다시 썼다. 한때 엄청난 인기를 끌었던 드라마 제목을 참고해서 〈슬기로운 군생활〉이란 제목도 붙이고 페이지도 직접 디자인했다. 나름 만족감을 느끼며 전자책 플랫폼 두 곳에 업로드를 했고, 승인이 떨어졌다. 물론 예상했던 것처럼 이 또한 잘 팔리지는 않았다.

한번은 3~4년 동안 공부했던 내용을 SNS에 올리면서 정리했던 원고를 들고 무작정 출판사에 찾아갔던 적이 있다. 집이 파주였기 때문에 출판단지가 가까웠다. 오랜 세월 원고에 수정과 편집을 다섯 차례나 반복하였고, 출판사에서 나오는 첫 종이책이 되었다. "응급구조사가 알아야 할 모든 것"에 관한 책이었다.

대망의 초고가 완성되어 갈 때쯤에는 당시 독자들의 마음을 사로잡았던 책을 벤치마킹해서 원고를 수정하면 어떻겠냐는 담당 편집자의 제안이 있었다. 안 들으면 안 들었지 저 말을 들은 이상 어떻게 모른 척하랴. 퇴근 후와 휴무일마다 밤잠을 설치며 원고 전반을 수정하느라 정신이 혼미해질 지경이었다. 그때까지만 해도 아직 공식적인 계약 없이 글을 수정하고 있던 터라 시간 낭비를 하고 있는 건 아닐까 하는 조바심도 들었다. 출판사에서는 이런 내 마음을 들여다보기라도 했는지 계약서를 내밀었고, 원고에 대한 욕심도 더 커졌다. 내용을 알차게 채우고 싶어 각 분야에서 일하는 응급구조사 지인들에게 연락을 했다. 급하게 진행했음에도 많은 분들이 참여해주었다. 문장을 다듬는 일부터 의학적인 내용의 감수, 저작권 문제 등 여러모로 서툴렀지만 여러 도움을 통해서 또 하나의 도전이 완성되었다.

시카고대학의 미하이 칙센트 미하이(Mihaly Csikszentmihalyi) 교수는 창의성이 발휘되는 과정을 다음 5가지 단계를 갖는다고 정의한다. 호기심―아이디어 잠복기―깨달음―여과의 과정―완성 등이다. 이것을 뇌과학에서는 받아들인 정보를 시냅스끼리 계속 연결하려고 하는 조합의 과정이라 말한다. 이는 무의식적으로 머릿속에서 계속 조합을 맞춰보고 있다가 조합이 완성되는 순간 '깨달음'으로 다가오는 것이다. 이것을 오랜 시간 기억되게 하는 것은 메모 즉, '기록하는 습관'이 가장 좋다. 그렇게 적은 문자는 그대로 놔두면 '똥'이 되고 먼지만 쌓인다. 아이디어가 떠올랐다면 어떻게 행동으로 바꿀지 고민해야 한다. 기록은 즐거운 일이다. 세상에 태어나서 무언가 남긴다는 것. 레오나르도 다빈치도 7,200장이 넘는 기록과 낙서를 남겼다. 정약용 선생이 500권 남길 때 우리는 그 이상의 것을 남길 수 있다. 세종대왕보다 더 잘 사는 문명의 혜택을 받은 우리들이다. 무언가 기록해 보자. 창의성의 비결 중 하나는 양과 질을 가속하는 작업이다. 메모는 그중 '양'을 담당한다. '질'을 가속화하려면 직접 써봐야 한다.

모든 것은
때가 있다

"햇살이 너무 따스하지 않니? 길가에 꽃들도 얼마나 예쁜지 몰라

마흔이 되면 모든 것이 아름다워."

대학시절 어느 따스한 봄날, 간호장교 출신의 교수님이 하셨던 이 말이 가끔씩 떠오른다. 나이가 든다는 것은 빠르게 흘러가는 시간을 천천히 볼 수 있는 여유를 갖게 되는 것일까.

최근 에미상˚에서 무려 6관왕을 차지한 〈오징어게임〉을 보고 출근한 아침이었다. 이른 새벽부터 회사에 들어서는 사람들의 표정을 유심

˚ 미국 방송계에서 최고의 권위를 갖고 있는 시상식.

히 보니 전부 오징어게임 참가자들처럼 삶에 찌들어 있는 느낌이었다. 어찌 저렇게까지 표정이 없을까? 마치 '인생이 재미없음'이라는 문구를 이마에 붙여놓은 듯했다.

사람이라면 누구나 즐거운 인생, 사랑하는 이들에게 베풀며 살 수 있는 인생을 꿈꾼다. 그러나 현실은 고달프다. "평범하게만 살아가라"고 하셨던 부모님의 바람 속의 '평범'이 이제는 무엇인지도 잘 모르겠다. 주변을 둘러보면 평범하다고 생각되는 사람들의 생활수준은 결코 평범하지 않다. 물건 하나하나에 가격을 따져가며 어떻게든 최저가를 찾아내는 삶을 평범한 인생이라고 말하지는 않으니까. 어떤 이들에게 '평범'의 또 다른 말은 '비범함'이 될 수도 있다.

나는 돈을 못 버는 것은 아니지만 그렇다고 여유롭지도 않았다. 항상 월급은 통장에 잠깐 머물렀다가 카드값으로 나가고, 생활비에 아이들 교육비로 나가버린다. 그 흔한 보험이나 연금을 든 것도 없었다. 동네 아이들도 한다는 투자 한번 하지 않았다. 기업을 다니며 적지 않은 돈을 월급으로 받는다지만 한 달에 공제되는 세금만 백만 원이 넘을 때도 많다. 월급보다 실제 통장에 찍히는 금액은 터무니없게 적게만 느껴졌다.

EMT의 연봉은 평범한 수준이다. 아마 내가 받는 금액이 상위 10% 안에 들 수도 있겠다. 21년 통계청 자료 기준으로 모든 직업의 월 평균

소득은 309만 원이다. 아마 2차 병원이나 환자 이송업에 종사하거나 정규직이 아닌 경우에는 그 금액을 받는 것도 어려울 수 있다. 어딘가에서 열심히 일할 수 있는 큰 원동력은 뭐니 뭐니 해도 '머니'다. 일을 그만둬야 하나 싶다가도 상여금과 성과급 지급액이 적혀 있는 급여내역을 보면 열심히 일해야겠다는 생각이 들곤 했다. 결국, 현실과 타협하는 일개 부속품에 만족하게 된다. 가장 일차적인 복지는 급여다. 좋은 직장인가? 얼추 비슷비슷하다. 정말 힘들다면 돈이라도 많이 받든가! 회사가 아닌 삶의 다른 곳에 만족할 수 있는 것을 돈과 바꾸면 되기 때문이다.

예전에 보았던 유튜브 영상은 젊은 유튜버들이 서울역에 찾아가 노숙자를 만나서 술 한 잔과 음식을 대접하면서 그들의 삶을 들어보는 콘텐츠였다. 수십 억대 자산가였다가 몰락하고 가족들을 떠나 서울역 부근에서 노숙을 한지 몇 년째 되는 사람이었다. 가장 기억에 남는 대화는 "돈은 얼마나 벌어야 한다고 생각하냐?"는 유튜버의 질문에 그 노숙자가 답하길 "돈은 난 피라고 생각해. 있을 만큼만 있어야지 많으면 안 돼."

그 이상은 과욕이란 말이다. 우리 몸에 혈액은 약 5L 정도이다. 그럼 5억이면 되는 걸까?

돈은 일만 악의 뿌리라 하지만 현실의 삶에서 없거나 부족할 경우, 삶이 구차해질 수 있다. 다른 사람에게 손을 벌려야 하고 내가 사랑하는 사람들을 지킬 수 없다. 내 삶도 뭔가에 쫓기듯 평온하지 못하다. 욕심은 버리되 쓸 만큼은 있어야 한다. 얼굴이 잘생긴 사람이 아쉬울 것 없고 키 큰 사람이 본인 키에 만족하며 살아가듯 돈도 마찬가지다. 젊으면 젊을수록 경제에 눈을 뜨고, 목돈은 되도록 빨리 모으는 게 좋다. 결혼을 앞두고 있다면 더더욱 그렇다. 가난이 문을 두드리면 사랑은 창문으로 사라진다는 말이 괜히 있는 게 아니다. 쉬운 길을 너무 어렵게 가려는 것도 똑똑하지 못한 것이다. 우리는 필요한 것을 너무 늦게 깨닫기도 한다. 때를 놓치지 않게 살아가자.

잘나가는 사람들의
공통점

"24시간이 모자라!"

현대인들은 무척 바쁘다. 출퇴근 시간에는 인터넷과 유튜브를 통해 관심 있는 정보를 찾고, 직장에서는 본업 하느라 정신없다. 퇴근 후에는 가족들과 함께 보내거나 지인을 만나 커피나 술을 마시고 취미활동을 즐긴다. 집에서는 온전히 휴식을 취하거나 TV 시청 혹은 게임 등을 한다. 주어진 일만 해도 시간은 속절없이 흘러가버린다. 그런데 그 속에는 의미 없이 흘려보내는 시간도 많다. 가령 식당에서 대기하는 시간, 대중교통을 기다리는 시간 및 이동 시간과 같은 것들이다.

우리는 나이를 먹으면 먹을수록 시간이 더 빨리 간다고 느낀다. 30대에는 30km/h, 40대가 되면 40km/h, 50대가 되면 50km/h로 인생이 흘러간다는 우스갯소리는 너무나도 유명하다. 실제로도 심리학자 퍼거스 크레이크(Fergus I.M. Craik)는 젊은층(평균 나이 22.2세)과, 노년층(평균 72.2세)을 대상으로 30초, 60초, 120초를 각자의 짐작으로 세도록 하는 실험과 30초, 60초, 120초에 신호를 주면 얼마의 시간이 흘렀는지 판단하는 두 가지 실험을 했다. 이때, 노년층 그룹은 첫 번째 실험에서는 노인은 30초보다 느리게, 두 번째 실험에서는 시간이 흐른 뒤 30초가 흘렀다고 대답했다. 실제로 120초가 흘렀는데 40초 정도 흐른 것으로 인지했다. '노화와 시간 판단'에 관한 이 실험에서 나이가 들수록 생체시계가 느려지기 때문에 외부의 시간이 더 빨리 흐르는 것처럼 느껴진다는 결론을 내렸다.

삶을 되돌아보면 엄청 열심히 산 것 같은데 이룬 것이 많지 않고 허무하다고 느끼는 경우가 종종 있다. "모든 것은 다 때가 있다"는 말처럼 한 살이라도 젊을 때 더 공부해둘 걸, 자격을 취득해놓을 걸, 스펙을 쌓을 걸 하면서 후회하기도 한다. 어차피 지나간 시간은 되돌릴 수 없다. 늦었다는 생각이 드는 것만으로도 다시 시작할 수 있다. 나이가 들수록 생체시계는 느리기 때문에 시간을 잘만 활용하면 하고자 하는 일, 원하는 일에 몰입하여 결과를 도출할 수 있다.

언젠가 '인플루언서'라고 칭해지는 열정적인 분들을 직접 만나보고 싶다는 생각이 든 적이 있었다. 야근이 있는 날에도 약속이 잡히면 일을 마친 뒤 만남을 가졌는데 그들은 대체적으로 자신의 열정을 토대로 새로운 것들을 지속적으로 생산해내는 일에 능숙했다. 무언가를 끊임없이 배우고 시도하면서 자기계발을 해나갔고, 그 배움을 나누고 싶어 하는 경우도 많았다. 어린 나이에도 불구하고 나보다 더 많은 지식과 경험을 갖고 있는 분들도 많았다. 조금씩 그들을 닮기 위해 조금씩 노력하다 보니 나중에는 동반성장하는 느낌을 받을 수 있었다. 가끔씩 연락을 주고받는 사이가 된 현재에는 서로의 SNS를 보며 각자가 성장해 나가는 모습을 지켜봐주고 격려해주고 있다.

+ + +

회사원, 특히 10년 차 이상 되다 보면 매너리즘에 빠져 있는 경우가 많다. 이때 외부의 에너지에 자극을 받다 보면 그것을 영양분 삼아 계속 무언가 싹 틔워 보도록 노력하게 되는 것 같다. '나도 언젠가 그런 영향력을 주는 사람이 될 수 있을까?' 자문하면서 말이다.

이제는 그 배움과 열정을 더 능력 있는 후배들에게 전달하기 위해 유능한 인재들을 모집하고 있다. 학생 신분임에도 불구하고 그들의 지식과 열정은 현직 못지않음을 느끼고 오랜 기간 지켜봤다. 내가 10년 이상 운영해온 커뮤니티를 이제는 그들과 함께 좋은 영향력을 발휘하기 위한 무대로 활용하고 넘겨줄 생각이다. 그들의 강점은 '언어능력'에 있다. 한 명은 미래의 교수를 꿈꾸고, 다른 한 명은 해외 Paramedic을 위한 도전을 예고하고 있다. 자신들이 경험하거나 습득한 지식을 스스럼없이 공유할 수 있는 심성과 능력을 갖고 있기에 기대가 된다.

열정 있는 사람들을 만났을 때 가장 좋은 점은 나 또한 그들로부터

선한 영향력을 받을 수 있다는 것이다. 스스로 동기 부여하는 방법 중 하나는 그런 사람들을 곁에 두는 것이다. 심리학에서 말하는 일종의 '거울효과*'의 역할도 있다. 열정 있는 사람들을 더 많이 만나기 위해서는 나 역시 일정 수준에는 도달해야 한다. 사실 그렇게 되어야 나 역시 그들의 언어와 행동을 진심으로 이해할 수 있다. 생각이 가난한 사람일수록 내가 잘 되는 것을 질투하고 방해할 것이다. 세상을 부정적으로 바라보는 사람들 곁에 있으면 나의 에너지가 옆으로 모두 새어나간다.

열정적인 사람들의 특징

1. 근거 없는 주장을 펼치지 않는다

자신의 주장이 틀렸음에도 진실인 양 끝까지 밀어붙인다. 이후에 본인의 말이 공식적으로 옳지 않음이 드러나더라도 태도는 바꾸지 않는다. 이는 굉장히 무책임한 태도로, 되도록 여러 사람들의 말을 들어봐야 하는 이유이기도 하다.

2. 성실하다

열정적인 사람들이 스스로를 자랑하거나 내세우지 않는 이유는 해야 할 일들을 고민하고 시행하는 데 모든 에너지를 쏟기 때문이다. 목표를 세우고 할 일을 기획하고 좋은 성과로 이어지도록 끊임없이 연구하고 몰입한다.

특정 분야에서 일정 궤도를 넘어선 이들은 굉장히 바쁜 나날들을 보낸다. 그럼에도 불구하고 무슨 일이든 대충하는 법이 없다. 성실함과 책임감이 뒷받침되기에 시간을 어기는 일도 거의 없다. 자신들이 시간이 중요하다 생각하는 만큼 다른 사람의 시간도 중요하게 여기기 때문이다.

---

* 호감이나 신뢰 가는 상대의 행동을 무의식적으로 '거울을 보듯' 따라 하는 것.

3. 긍정적인 행동파다

끊임없이 배우고 변화하려고 한다. 이 모든 것은 움직이지 않으면 일어날 수 없다. 움직여야 경험치가 생기고 방향이 틀렸더라도 이정표로 삼아 다시 옳은 길을 갈 수 있다.

응급구조사에게 필요한
역량

어린 시절, 체육대회에서 100m 달리기나 계주를 한 경험이 한번쯤은 있을 것이다. 불행하게도 나는 소아 기관지천식 때문에 조금이라도 긴 거리는 달릴 수가 없었다. 달리자마자 토해버릴 것만 같은 느낌이 들었고, 어깨를 펴서 숨을 크게 쉴 수 없었기 때문이다. 차가운 바람이 부는 밤이면 누워서 잘 수도 없었다. 기차 칸처럼 연결되어 나오는 기침은 숨 쉴 틈조차 허락하지 않았고 누우면 증상이 심해졌다. 밤을 지새우다시피 하면서 이불에 기대어 앉아 있거나 엄마의 등에 업힌 채 눈을 부쳤다.

흡입용 기관지 확장제를 꺼내서 입을 벌리고 숨을 들이쉬면서 검지와 중지 그리고 엄지손가락으로 힘껏 누르면 목구멍으로 가스처럼 분사된다. 그럼 기관지가 넓어지면서 숨쉬기가 조금 편해졌다. 커다란 수

저, 두 스푼 분량의 가루약과 냄새만 맡아도 구토가 올라오는 인위적인 화학물질 같은 물약을 저어서 매일같이 먹어야 했다. 그렇게 아프더니 성장하면서 조금씩 증상이 좋아졌고, 달리기조차 할 수 없었던 내가 처음 접했던 스포츠가 농구였다. 동네에 버려진 축구공을 집어들고 놀이터 벤치 위 구멍 난 그늘막에 덩굴을 백보드 삼아 슛 연습을 했다. 중학교 내내 농구에 미쳐서 4시간씩 운동장에 붙어 있다 보니 이전까지는 잘 자라지 않았던 키도 일 년에 10cm씩 총 30cm가 넘게 자랐다.

경험상 체력과 성격은 극복할 수 있다. EMT는 사람을 상대하는 직업이라 외향적이어야 한다는 얘기를 종종 듣게 된다. 모르는 사람에게 말을 먼저 건네거나, 대화를 주도해야 할 때에는 외향적인 성향이 도움되긴 한다. 그러나 개인적으로는 MBTI*가 I(내성적인 성향) 또는 E(외향적인 성향)인지는 크게 상관없다는 생각이다. 내성적인 EMT들 가운데에서도 전문성을 갖고 맡은 바를 성실하게 수행해내는 이들이 많다. 말을 잘 하는 것보다는 타인의 이야기에 귀를 잘 기울이는 것이 더 중요하다. 기본적으로 상황별 매뉴얼이 존재하기 때문에, 진정성 있는 눈빛과 자세만 갖추고 있다면 어떤 성향을 가지고 있어도 크게 문제될 건 없다.

---

* 마이어스-브릭스 유형 지표(Myers-Briggs-Type Indicator, MBTI). 작가인 캐서린 쿡 브릭스(Katharine C. Briggs)와 딸 이자벨 브릭스 마이어스(Isabel B. Myers)가 카를 융의 초기 분석심리학 모델을 바탕으로 1944년에 개발한 자기보고형 성격 유형 검사로, 사람의 성격을 16가지의 유형으로 나누어 설명한다.

응급구조사는 다양한 사고현장에서 이미 죽었거나 신체부위가 훼손되는 등의 처참한 장면을 눈으로 보게 된다. 신체 일부가 절단되거나 형체를 알아보기 힘들게 훼손된 경우도 많다. 목을 매달아 자살하는 케이스도 있고, 높은 곳에서 뛰어내리거나 떨어지는 사람도 많다. 머리가 깨져서 뇌가 튀어나오는 장면이라든가 찢어진 배 틈으로 장기를 보게 되는 순간도 있다. 이밖에도 구토물이나 배설물을 숱하게 보기도 한다. 구급차 안에서도 마찬가지로 일이 벌어질 수 있고, 폭력에 노출되어 있기도 하다.

징그러워 보이는 상처를 봐야 할 때 겁이 날 수도 있지만 막상 환자를 맞이하는 순간, '이런 경우에는 어떻게 처치하는 게 가장 좋을까?'를 고민하느라 다른 감정은 잊게 된다. 다만, 이미 사망한 환자를 보는 경우, 마음이 편치 않고 생각나기도 한다.

사람을 상대하지만 온전한 사람들, 정상적인 사람들을 상대하는 게 아니라 많이 아프거나 어떤 일이 벌어질지 예상하기 어려운 불특정 다수를 상대하는 것이 EMT의 일이다. 감염에도 노출될 가능성도 있기 때문에 모든 위험요소로부터 스스로를 지켜야 한다.

EMT가 가져야 할 역량은?

역량은 '근로자가 해당 업무를 수행할 수 있는 능력'을 의미한다. EMT로서 여러 방면에 능통하면 더할 나위 없겠으나 개인적으로 응급구조사에게 가장 중요한 역량은 '호기심'이라고 생각된다. 실제로 업무를 수행하면서 아래 6가지 항목들을 생각해보면 역량 향상에 보다 도움이 될 것이다.

- 환자를 처치하는 가장 좋은 방법을 찾기 위한 방편으로 다양한 논문을 보고 실제로도 훈련해보기
- 배운 것에 멈춰 있는 게 아니라 새로운 의학지식과 구급장비들을 스스로 접해보기
- 외국에서는 응급처치를 어떠한 방식으로 진행하고 있는지 알아보기
- 환자를 보게 될 경우, 환자가 아픈 이유와 기전에 대해 깊이 생각해보기
- 내가 처치한 환자의 예후는 어떤지, 당시의 처치는 어떠한 효과가 있었는지 관심두기
- 어떻게 하면 다른 사람들에게 잘 가르칠 수 있을까 고민해보기

호기심은 동기부여와 열정을 불러일으킬 수 있는 자양분이자 뿌리이며, 스스로의 발전을 위해 필요한 요소들을 연결해 주는 다리이다.

미래의
후배들에게

응급구조사라는 직업은 1995년도에 처음 우리나라에 도입되었다. 이후 법률적인 업무범위 개정을 제외하고는 비약적인 발전이 이루어져 왔다고 할 수 있다. 각자 위치한 분야에서 최선을 다했기 때문에 이루어진 성과일 것이다.

EMT 앞에 '새로운 직종'이라는 타이틀이 붙었던 과거에는 의료인, 특히 간호사의 업무와 중복되는 업무가 많았기 때문에 그들의 일을 빼앗는 것처럼 느껴져서 홀대를 받았었다. 병원 내에서 직종은 다르지만 같은 간호부 소속으로 되어 있다면 그들과 동행하기 위해 마음을 얻어야 했을 것이다. 그렇게 상대적으로 중요도가 낮거나 귀찮아하는 업무를 도맡으면서 영역을 조금씩 넓혀가게 되었다. 응급의학과 소속으로 있는 경우에는 상황이 괜찮았을 수도 있지만 그들과 함께 일하기 위해 부지런히 공부하고, 성실한 태도로 사회생활하며 입지를 넓혀 왔다. 더욱이 2년 정도의 경력을 쌓게 되면 소방공무원 시험을 준비해서 구급대원이 되는 경우가 많으니 병원에서 같이 근무하는 의료진들도 일을 할 만하면 퇴사해버리는 응급구조사란 직군이 달갑지 않았을 것이다.

EMT가 가장 선호하는 직종은 소방 구급대원이다. 병원에서의 고용형태는 대부분이 계약직인데다가 스트레스까지 많으니 안정적인 직장을 원하는 게 자연스러운 일일지도 모른다. 살아남기 위해 갖가지 노력을 다하고 때로는 능력의 한계에 부딪혀서 눈물로 지새우는 날이 많을 수도 있다. 다른 분야도 상황은 비슷하다. 초창기부터 없었던 직군의 사람들이 어떤 계기로 채용을 했으나 몇 년 안에 나가버리는 일이 비일비재하기 때문에 근무를 같이 했던 동료들도 그에 대한 섭섭함이나 아쉬움이 있었다.

세상에 실수나 실패를 좋아하는 사람은 없다. 실수하지 않으려고 노력하고 성공을 위해 계획하고 움직이며 앞으로 나아가야 한다. 실패 없이 살아갈 수 있는 유일한 방법이 있다. 그것은 바로 도전하지 않는 것이다. 그런데 아무 것도 하지 않으면 아무 일도 일어나지 않는다. 학교를 떠나 사회를 나오는 순간 나의 가치는 스스로 증명해야 한다. 우리가 생각하는 것보다 이곳의 생태계는 굉장히 좁다. 세 다리 정도만 건너면 상대의 인적사항 정도는 파악할 수 있다. 오늘 졸업하는 누군가도 내일의 선배가 된다. 부모가 자식 세대가 조금 더 나은 사회에서 살기를 바라는 마음으로 선배의 마음도 내가 했던 시행착오를 최대한 줄이고 후배들이 조금이라도 더 편안한 길을 갔으면 하는 마음이다.

EMT도 다양한 분야에서 자리잡기 시작한 선배들이 많다. 아직까진 본인만 그 위치를 유지하고 이끌어주는 데 인색한 사람도 있지만, 열의를 갖고 각자 자리에서 인정받기 위한 노력들을 지속하고 있다. 이런 점들이 앞으로 대한민국 땅에서 EMT가 살아남기 위한 초석을 더욱 견고히 다질 것이다.

그런 열정 있는 선배의 위치에 있는 분들에게 혹여 후배나 EMT가 되고 싶은 학생들에게 어떤 말을 해주고 싶은지 물어봤다.

"현장에서 찾는 모든 답은 교과서 안에 있는 것 같아요! 현장과 교과서가 다르다는 사람도 있지만 사실은 교과서 안에 있어요! 현장과 교과서는 다르지 않아요. 만약 교과서가 싫다면 교과서가 될 수 있도록 나만의 데이터를 만들면 됩니다. 결국, 그런 데이터들이 쌓여서 가이드라인도, 교과서도 나오는 것이니까요."

— 소방학교 교수, 임미성 선생님

"배가 뜨고 싶다면 물이 찰 때를 기다려라."
다소 꼰대처럼 들릴 수 있습니다. 그러나 지금까지 EMT가 존재를 알리는 데 힘썼다면, 미래의 EMT는 기존의 분야를 더욱 탄탄하게 만들고 새로운 분야를 개척해야 합니다. 병원과 현장에서 EMT의 특성을 잘 살리려면 응급의학 분야에서 전문적인 지식과 태도를 가져야 합니다.

— 물리치료사 출신의 소방 구급대원, 박윤택 선생님

"보건의료직종은 환자의 생명을 다루는 만큼 평생 공부하는 직업임을 명심해야 합니다."

— 블로거 〈무명대원〉, 장덕하 선생님

"병원이나 소방이나 본인이 남들보다 노력하고 준비하면 못할 것이 없다는 자세로 도전하면 좋습니다."

— 부산소방 구급대원, 이재현 선생님

"선택했다면 후회 없이 공부해야 해요. 나쁜 직업이나 해를 끼치는 직업이 아니라 사람을 살리는 일, 조건이 안 좋고 아쉬움이 있을지언정 개인 역량에 따라 얼마든지 다른 분야를 할 수 있어요. 그런대 대부분이 그런 노력을 안 하죠. 병원에서 근무하는 EMT가 많아야 119 구급대원도 늘어납니다. EMT가 더 발전하려면 석·박사 출신도 논문도 많이 나와야 합니다. 더 파고들어서 연구하는 자세가 중요하다고 생각합니다. 확실히 EMT는 자신의 노력에 따라 사회적 위치가 얼마든지 업그레이드 가능한 직종같아요!"

— 대학병원 EMT, 한민섭 선생님

"1급 응급구조사는 응급의료체계 안에서 병원 전 단계 중 다양한 장소에서 만나는 수많은 형태의 각종 사고나 질병에 의해 발생한 중증 환자를 처치해야 하는 직업입니다. 따라서 전문적이고 직업윤리가 투철해야 하며, 응급의학 학습에 항상 노력해야 합니다.
최근에는 의무부사관과 항공의무대대나 항공의료원 등 공군의무 주특기를 살려 국방부 소속 군무원으로도 근무할 수 있습니다."

— 울산소방 구급지도관, 박동근 선생님

💡 응급구조사 국가고시 합격수기 모음

1급 응급구조사 국가고시

- 실기와 필기

- 기초의학(30문항), 응급 환자 관리학(40문항), 전문 응급처치학 총론(30문항), 응급의료 관련 법령(20문항)으로 총 230문항 객관식으로 출제되며 시험시간은 1교시(105분), 2교시(95분)가 주어진다.

    컴퓨터를 활용하여 시험을 보는 시험은 CBT(Computer Based Test)와 SBT(Smart Device Based Test)로 나뉘며 CBT의 경우 데스크톱이나 노트북을 활용하여 시험을 진행하고 채점과 성적관리를 할 수 있는 유선 네트워크 기반의 시험방식이다.

응급구조사 국가고시에 사용되는 SBT(Smart Device Based Test)란?

태블릿 PC 등의 스마트 기기를 활용하여 시험을 진행하고 채점과 성적관리 등을 할 수 있는 오프라인 기반의 시험방식으로 OMR 마킹 필요 없이 태블릿에서 답안을 선택한다. 시험 종료 10분 전과 5분 전에 안내 팝업창이 뜬다.

2급 응급구조사 국가고시

기본응급처치학 총론(20문항), 기본응급 환자관리(20문항), 응급의료 관련 법령(20문항), 기본응급처치학 각론(60문항), 응급의료장비(20문항) 등으로 총 140문항이 객관식으로 출제된다. 시험시간은 1교시(50분), 2교시(70분)로 총 120분간 진행된다.

〈서주양 응급구조사〉

❶ 필기

필기 준비는 3학년부터 시작했습니다. 1학년 때부터 강의를 열심히 들어서 그런지 기억하고 있는 부분이 꽤 있었고, 공부하는 데 큰 어려움은 없었습니다.

＊ 기초의학

2학년 겨울방학 때 생리학 1회독하고 병리학도 모르는 부분은 찾아서 봤습니다. 3학년 때는 기초의학 문제풀이를 하면서 틀렸던 문제는 생리학, 해부학, 내과, 기초의학 책 찾아가면서 읽어보고 따로 표시해둬서 오답노트로 정리하고 국시 일주일 전에는 그것만 봤습니다. 약리학 부분은 1학년 때 약리학 수업 들으면서 정리한 것만 봤습니다. 약리학 비중이 그렇게 높지는 않아서 1주일에 한 번 정도 본 것 같습니다.

＊관리학

3학년 1학기 시작할 때부터 책을 보기 시작했고 총 2회독했습니다. 응급 환자 평가 책은 국시 전날까지 한 번을 다 못 봤지만 '이차 평가 기술' 단원은 계속해서 봤습니다. 관리학도 기초의학이랑 똑같이 문제 풀이하면서 쉽게 까먹는 부분은 노트에 정리했습니다. 가장 안 외워지던 '활동과 안위' 파트는 그림 그려가면서 외웠고 약물 계산법과 의학용어는 하루에 한 번은 꼭 보면서 까먹지 않게 했습니다. 관리학은 문제를 푸는 것보다 책을 정독하는 게 많은 도움이 된다고 생각합니다.

＊총론

책 위주로 읽으면서 문제에 대한 익숙함을 길렀습니다. 재난의학 비중이 조금 있는 편이라 3학년 때부터 재난의학 책을 보면서 자주 출제된 부분은 따로 정리해서 봤습니다.

＊법령

응급의료에 관한 법률, 의료법으로 분류됩니다. 의료법의 경우, 2학년 수업을 열심히 듣고 정리를 해놓은 덕분에 따로 공부할 필요는 없었습니다. 응급의료에 관한 법률은 아침에 학교 와서 30분 정도 투자해서 조금씩 봤습니다. 법령 같은 과목은 자주 보지 않으면 쉽게 잊어버리기 때문에 꾸준히 보는 것이 중요합니다.

* ACLS

ACLS- 다른 과목들과는 달리 사고를 요하는 문제들이 많이 출제됩니다. 저는 서맥 빈맥 알고리즘 외우고 약물 정리하고 ACLS에 '응급을 요하는 부정맥' 심전도 보고, 내과 책에 나오는 심전도 그림도 같이 봤습니다. 심전도는 보다 보면 외워져서 심전도 사진 보면 바로 리듬명 나올 수 있을 정도로 했습니다.

* ATLS

외상에서 ①체표면적, ②파크랜드, ③RTS, GCS는 바로바로 외웠고 골절 파트, 화상파트, 머리, 목, 척추 파트 중점적으로 봤습니다. 외상은 어느 정도 해놨던 과목이라 그렇게 많은 시간을 투자해서 하지는 않았습니다. (기초의학, 해부학 조금 해 놓으면 이해하기 편해요!)

* 내과·특수

내과랑 특수는 정리본만 봤습니다. 호흡기 계통이랑 내분비계 위장관계 위주로 보고 특수는 산과 응급 위주로 봤습니다. 국시 보기 전에는 모든 전공과목은 1회독 이상은 했기 때문에 두 번째 볼 때부터는 조금씩 빠르게 넘어갔습니다. 열심히 한만큼 합격이라는 좋은 결과를 얻어서 기쁩니다. 모두들 파이팅하세요!

〈기윤주 응급구조사〉

❶ 실기

1급 응급구조사 실기시험은 기관 내 삽관, 정맥로 확보, 12 유도 심전도 판독 1 영역과 내과 환자 평가, 영아 기도폐쇄, 외상 환자 평가, 후두 튜브 마스크 삽입, 견인 부목(당김 덧대), 자동심장충격기 사용 2 영역 그리고 배근력 등으로 이루어져 있습니다.

각 항목마다 프로토콜을 전부 숙지하고 있는 것이 중요한데 순서만 암기하려고 하는 것보다는 전체적인 흐름을 이해하면 그다음 시행해야 할 항목들을 잊지 않고 빠짐없이 할 수 있습니다. 실기는 무조건 연습만이 답입니다. 혼자서 연습하는 것보다는 동기들과 함께 연습한 게 많은 도움이 되었습니다. 동기들과 함께 연습하다 보면 제가 모자란 부분이나 실수한 것들을 하나하나 지적해주어서 고칠 수 있고 실제 실기시험 볼 때처럼 긴장되어서 실수하는 것들도 미리 알 수 있습니다.

실기를 알려주신 교수님이 강조한 것 중 하나가 실패한 경우를 자주 연습해보라는 것이었습니다. 한 번 실패하면 당황하다가 시간 초과로 실기에서 떨어지는 경우가 많으니까 특히 기관 내 삽관, 후두 튜브 삽관, 정맥로 확보는 꼭 실패할 때마다 더 많은 연습을 해야 합니다. 실기 과목에서 프로토콜에 디테일을 추가하는 것이 점수를 올릴 수 있는 방법인데 예를 들면, 심전도 분석과 내과 환자 평가를 진행할 때 마네킹이라 생각하지 말고 실제 환자를 대하듯이 하면 숙련도에서 좋은 점수를 받을 수 있습니다.

배근력은 많이 해 볼수록 감이 잡혀서 시간 날 때마다 했습니다. 배근력 점수 1~2점가량 감점되는 것을 대수롭지 않게 여길 수 있는데 그 점수 때문에 실기에서 떨어질 수 있으니 틈틈이 연습하는 게 좋습니다.

❷ 필기

1교시 과목인 기초의학, 응급 환자 관리학, 총론, 법령 등 각 과목마다 과락이 있기 때문에 60점 이상 점수를 획득하는 것이 중요합니다.

기초의학은 양이나 범위가 너무 광범위해서 꼼꼼히 다 보기에는 시간이 부족해 모의고사에서 틀린 문제를 오답노트 작성 후 그 문제에 있는 선지들도 찾아보고 중요한 것을 따로 정리하면서 공부했습니다. 환자 관리학과 총론은 평소 교수님이 중요하다고 한 내용은 전부 외우고 교과서를 정독 후 마인드맵 형식으로 적어가면서 공부하였습니다. 관리학과 총론은 교과서만 반복해서 잘 읽어도 다른 과목보다 빠르게 점수를 올릴 수 있어서 더 열심히 공부했습니다.

법령은 문제풀이 위주로 공부했습니다. 문제를 많이 풀다 보면 어느 부분에서 자주 나오고 어떤 유형이 나오는지 점점 눈에 보이고 단순히 책을 정독하는 것보다 내용 암기가 잘 됐습니다. 교과서 전부를 보기보다는 꼼꼼히 읽으면서 암기하고 기본적인 것들과 모의고사에서 자주 나왔던 빈출 부분 위주로 공부하였습니다.

2교시 각론의 경우, 교과서 위주로 공부했습니다. ACLS와 전문외상처치 과목은 이론만 외우려 하면 잘 안 외워지고 지루해서 머릿속으로 그 상황에서 어떤 치료를 해야 할지 생각해보면서 전체적인 흐름을 이해하며 공부했습니다. 책 정독 후 각 과목마다 외워야 할 이론, 처치 프로토콜, 사용 약물 등 중요한 내용은 따로 수첩에 적어놓고 틈틈이 외웠습니다. 특히 ACLS 과목은 각종 부정맥들의 심전도와 함께 치료 프로토콜과 사용 약물들을 따로 정리해두면 임상에서도 유용하게 쓰여서 처음에는 교수님의 권유로 시작했지만 정리했던 것이 여러모로 많은 도움이 되었습니다.

국시를 준비하면서 남은 시간이 얼마 없고 공부해야 할 것도 많아서 힘든 순간도 많이 있었지만 응급구조사가 되어 임상에서 일하는 저의 모습을 생각하며 견뎠습니다. 국가고시 합격을 위해 준비하는 과정이 결코 쉽지는 않지만 단순히 합격 불합격을 가려내기 위한 과정이 아니라 추후에 1급 응급구조사로서 많은 사람들에게 도움이 되기 위한 과정이라고 생각합니다.

이제는 1급 응급구조사가 되었는데 사람의 생명과 관련된 직업인만큼 저의 자리에서 열심히 노력하고 최선을 다하겠습니다.

〈강성현 응급구조사〉

대학교 2학년이 되던 해에 코로나가 발생하면서 실습실 사용에 대한 제한도 있었고, 온라인 수업의 한계로 실기시험을 준비하는 과정이 매우 걱정되면서도 불안했었습니다. 3학년 1학기가 되어서야 제대로 국가고시에 맞는 실기를 준비할 수 있게 되었기에, 실기시험까지 남은 6-7개월 동안 교수님의 수업을 최대한 흡수하려고 노력했습니다. 필기 공부 시간 외 남은 시간엔 항상 실기실에 있었던 것 같습니다.

❶ 실기

우선 저는 실기의 단계를 하나라도 빼먹지 않고 끝까지 시행하는 것이 중요하다고 생각했기에, 그 순서에 익숙해지기 전까지는 디테일을 잡아가면서 연습을 하지 않았습니다. 수업시간 외에도 점심시간과 저녁시간을 활용하여 직접 실기를 해보기도 하고 동기가 하는 것을 보면서 실기 과정의 순서를 외웠고, 그 단계를 백지에 고민 없이 써내려 갈 수 있는 수준이 되었을 때, 디테일을 잡는 연습을 했습니다.

필기와 달리 실기는 만점에서 한 점씩 감점을 받으므로, 최대한 감점을 당하지 않는 것이 중요하다고 생각했습니다.

제일 좋은 방법은 본인이 시행하는 실기의 영상을 찍어보는 것입니다. 하지만 혼자 찍고, 혼자 영상을 돌려본다고 해서 디테일이 잡히지는 않는 것 같습니다. 저 역시도 혼자서 영상을 찍어보고 분석도 해보았지만, 제 눈에는 감점의 요인이 없다고 생각했는데도 불구하고 동기들과 함께 보면 동기들이 감점을 당할 만한 부분을 캐치해 줍니다. 시험은 여러 교수님들이 각자 다른 시선으로 바라보기에 본인이 시행한 실기를 여러 명이 함께 보고 피드백해주는 것이 정말 큰 도움이 됩니다. 저는 실기가 끝나고 동기들이 피드백을 해주는 부분까지 영상으로 남겨 피드백 받은 부분을 돌려보면서 잘못 잡혀 있던 손의 습관들을 하나하나 고쳐갔던 것 같습니다. 그러나 IV와 같이 손가락의 디테일로 인한 감점의 위험성이 큰 실기들은 처음부터 디테일을 잡아가며 준비하는 게 더 좋습니다.

습관은 하루아침에 고쳐지지 않으므로 세세한 작업이 요하는 실기에는 단계적으로 디테일을 하나하나 잡아가고, 그 단계가 어느 정도 완성이 되었을 때 큰 과정을 외웠습니다.

무엇보다 실기는 많이 하면 할수록, 실력이 늘어납니다. 필기 공부 도중, 잠깐의 쉬는 시간에도 실기실에 가서 하나라도 연습해보거나 머릿속으로 계속 시뮬레이션을 돌리면서 익숙해지는 것이 중요합니다. 또한 이 실기를 환자에게 왜 사용해야 하는지 원리를 생각하면서 연습을 하면 더 도움이 됩니다.

❷ 필기
저는 1학년 때부터 국가고시에 나오는 과목들은 따로 태블릿이나 노트북에 정리를 해놓은 상태라 필기 공부를 시작하는 데에 어려움이 크지는 않았습니다. 다만 과목의 수가 많고 양이 방대하다 보니 하루에 공부할 양이 부담스럽기는 했습니다.

3학년이 되어서 전 과목을 처음부터 다시 정리하는 것은 추천하지 않습니다. 하루라도 더 많은 책을 읽고 지식을 습득해야 하는 시간에 과목 정리를 시작하게 된다면, 국가고시가 다가오면 다가올수록 그 시간이 아깝고, 그 시간에 책 한 장이라도 더 볼 걸 하고 후회하게 되는 경우가 많습니다. 만약 여태 따로 만들어 놓은 정리본이 없다면, 전공 책 읽는 것이 좋습니다. 처음에는 책을 읽는 데에 많은 시간이 걸리고, 잘 읽히지 않아 이게 과연 공부가 되는 것일까 하고 의문도 들것입니다. 하지만 반복하여 2~3번 읽게 되면 처음에는 보지 못하였던 내용들도 눈에 들어오고, 이해하지 못했던 것들이 이해되기 시작하면서 자연스럽게 습득하게 되고 암기가 됩니다. 그렇게 어느 정도 내용을 숙지하였을 때, 학교에서 나누어주는 모의고사나 기출문제들을 풀어가면서 본인이 부족한 부분을 찾아내는 것이 좋습니다. 본인이 잘 모르는 부분이나 어려워하는 부분을 스스로 알고 있어야 공부를 효율적으로 할 수 있습니다.

저는 모의고사를 보고 틀린 문제에 답을 체크하지 않고 다시 풀어보고, 틀렸던 문제들을 오답노트를 하면서 틀린 내용뿐만 아니라, 오답이 포함된 단원 전체를 다시 한번 읽어 보았습니다. 더불어 교수님을 잘 활용해야 했습니다. 모르는 문제나 이해되지 않는 부분이 있으면, 혼자 고민하지 말고 교수님께 찾아가서 물어보는 것이 좋습니다. 혼자서 너무 깊게 생각하다 보면 잘못된 지식을 얻을 가능성이 큽니다. 스스로 생각하되 그 생각이 맞는지 교수님께 한번 더 여쭤보는 것이 제일 좋은 방법인 것 같습니다.

과목 하나하나에 공부법을 따로 두지는 않았습니다. 저는 워낙 단순 암기를 싫어하고 잘하지도 않기에 무작정 외우는 방법이 아닌, 이해하는 것을 선택했습니다. 먼저 인체의 해부를 이해하고, 그 안에서 일어나는 여러 생리, 병리적 부분과, 그에 사용하는 약물을 효과를 매칭 하면서 공부를 했습니다.

특히, 내과 같은 경우는 병명과 그 증상을 연결시키는 것이 필요합니다. 그래서 내과는 기초의학책과 같이 펴놓고 같이 연관시켜 공부를 했습니다. ATLS는 사고 기전과 증상을 연결하고 그 상황에서 시행해야 하는 처치를 생각해 내야 합니다. 이 환자에게 가장 중요시 여겨지고, 첫 번째로 해야 할 처치가 무엇인지 스스로 생각해 내는 것이 중요합니다, 그다음 그 생각이 맞는지 책을 찾아보고, 교수님께 자문을 구하는 식으로 공부를 했습니다. ACLS는 마지막까지도 저에게 고통을 주었던 과목입니다. 프로토콜이 워낙 많고 약물도 너무 많아서 이해는 가더라도 자연스럽게 암기가 되지는 않았습니다. 그래서 저는 작은 수첩에 프로토콜을 직접 그려 시간이 날 때마다 읽었습니다. 약물도 워낙 많기에 약물을 간단하게 정리하여 같이 가지고 다녔습니다. ACLS는 많이 읽는 것도 중요하지만, 여러 가지 문제를 많이 접해보는 것이 더 중요하다고 생각했습니다. 모의고사뿐만 아니라, 교수님이 가지고 계신 예전 기출문제들을 많이 풀어보면서 여러 가지 유형의 문제들을 풀어보고, 스스로 답을 찾아보면 어느 순간 문제의 패턴이 이해 가기 시작할 것입니다.

남은 관리학, 총론, 의료법 과목들은 문제를 많이 풀어보는 것보다는 책을 정말 많이 읽었습니다. 의료법은 하루에 1시간씩은 공부를 했습니다. 내용도 많고 이해로써 문제를 푸는 것이 아닌 암기가 베이스로 깔려 있어야 하는 과목이기에 매일매일 조금씩이라도 보면서 외운다기보다는 까먹지 않게끔, 그 문장들이 머릿속에 자연스럽게 자리 잡을 수 있도록 했습니다.

〈성미르 응급구조사〉

전반적으로 국가고시 공부는 책을 중심으로 했습니다. 선배들이 준 많은 자료들, 모의고사 시험문제, 기출문제들 등 많은 자료들이 있었으나 일일이 다 보지는 않았습니다. 이해를 하면 확실히 공부가 되는 것 같아서 재미를 느꼈던 것 같습니다. 전 1학년 때부터 수업시간만큼은 확실하게 집중해서 공부하자는 마인드로 임했습니다. 정말 열심히 수업을 듣고 수업 때 이해가 안 가면 친구들에게 물어보거나 교수님께 여쭤보거나, 제가 따로 찾아보고 이해를 끝까지 하려 해서 이런 방법으로 시험기간 때는 따로 공부를 안 할 수 있을 정도로 수업에 열중했습니다.

기초의학의 경우 이번 시험이 꽤나 어려웠는데 시험이랑 상관없이 공부는 쉬웠습니다. 1학년 때 배운 생리학 해부학을 바탕으로 수업을 들었는데 이해를 하는데 어러움이 없었습니다. 다만 병리학을 배울 당시 수업을 열심히 듣지 않아서 그런지 병리학이 나오는 파트는 따로 공부를 더 해야 했습니다. 그리고 모의고사를 본 뒤 푼 모의고사 문제를 책을 보며 다시 풀면서 공부를 했더니 더욱 머리에 잘 들어왔던 것 같습니다.

관리학은 2학년 때부터 선배들의 조언으로 자주 봤습니다. 내용이 그리 어렵지 않고 가볍게 읽기 편해서 조금씩 시간 날 때마다 읽었으며, 국시 2주 전 1회 정독 후 그 이후 시간은 다른 과목에 더욱 투자하였습니다. 모의고사 성적이 관리학이 가장 잘 나와서 시간 투자를 좀 적게 했던 것 같습니다. (물론 공부는 많이 하면 많이 할수록 좋습니다)

총론은 처음에는 정말 감을 못 잡았습니다. 책도 두 권이 있고 내용은 다양했습니다. 재난의학수업을 2학기에 시작하면서 점차 내용을 정리할 수 있었으며 교수님께서 중요하다 알려주신 부분들을 중심으로 공부를 했으며 모의고사에서도 매번 나오는 문제들만 나와 그 문제들을 추려 내용 정리를 했습니다. 개인적인 생각이지만 재난의학 수업을 3학년 2학기가 아닌 1학기에 시작해도 좋지 않을까 합니다.

법령은 가장 걱정했던 과목 중 하나였습니다. 법령 중간고사, 기말고사 모두 꼴찌를 하며 교수님의 걱정을 한몸에 받았었습니다. 그래서 저와 맞지 않은 단순 무식한 방법을 사용했습니다. 법령 책은 4회 정독을 하며 머리에 욱여넣었더니 초반 모의고사 때 과락이 나오던 법령이 중반에는 안정권에 머물며 과락은 나오지 않았습니다. 국시 당일까지 가장 걱정하며 계속 머릿속으로 내용을 곱씹으며 신경 썼습니다.

ACLS는 공부 방법이 가장 까다로웠던 과목입니다. 알고리즘을 다 외우고 약물을 다 알아야 하는 가장 손이 많이 가는 과목이었습니다. 그래서 외운 내용을 머릿속으로 환자를 만들어 접목시키며 '이런 상황에서 알고리즘을 이러하게 대입하고 이러한 약물을 쓰면 되겠지?' 하고 상상하며 공부했습니다. 굉장히 엉뚱한 방법이라고 생각될지 몰라도 저는 이렇게 머릿속으로 임의의 환자를 만들어 대입하는 공부법이 재미있었으며 여러 번 생각할 수 있어서 좋았습니다. 기본적으로 내용들을 전부 숙지해야 가능한 방법이긴 합니다.

ATLS는 기초적인 것부터 시작해서 각 손상에 대해 생각하면 어려울 것이 없었습니다. 다들 어느 정도 공부를 했다는 가정하에 의식 확인 ABC 이후 손상에 대한 처치를 해주면 끝입니다. 다만 파크랜드 공식, GCS, RTS 등은 외워야 하긴 하나 한번 제대로 외운다면 모의고사를 풀거나 다른 공부들을 하며 계속 응용하여 좋을 것입니다.

내과의 꽃은 호흡기학입니다. 정말 중요하고 많이 나와 여러 번 복습하시면 좋을 것 같습니다. 호흡기는 기초의학과도 연계해서 같이 공부하면 정말 많은 도움이 됩니다. 내과는 다른 과목 책을 같이 보며 공부하는 게 가장 좋습니다. 다른 과목과 겹치는 내용들이 많아 여러 책을 펼쳐두고 공부를 하시는 것을 추천합니다.

특수 응급은 2학년 수업시간에 집중해서 배웠던 것들로 따로 시간을 많이 투자하지 않았으며 큰 카테고리별로 중요한 내용들만 정리해서 그 내용들만 봤습니다. 예를 들면 임산부는 좌측 위로 이송 같은 것이죠.

공부방법은 다양하고 각자에게 맞는 방법도 제각각이라고 생각합니다. 그러니 자신에게 맞는 공부법을 찾고 자기가 하고자 하는 마음, 동기부여를 만드세요. 동기부여만큼 공부에 도움 되는 것은 없습니다. 저는 선배들이 "나도 합격했는데 너희라고 못 하겠냐", "이거 국시 전에 조금만 열심히 공부하면 돼"라는 이야기를 많이 들었습니다. 그런데 저는 제 후배들에게 이런 이야기는 해주고 싶지 않습니다. 정말 해주고 싶은 이야기는 공부는 시간을 투자한 만큼, 노력한 만큼 결과로 나타난다는 것을 이야기해주고 싶습니다. 그리고 끝까지 포기하지 말라고 끝날 때까지 끝난 것이 아니라고 말해주고 싶습니다. 이제 3학년이 되는 후배들, 또는 앞으로 국시를 보게 될 친구들 모두 최선을 다해서 시험이 어렵든 쉽든 후회 없이 시험을 칠 수 있길 바랍니다.

<조경서 응급구조사>

국가고시 준비는 7월부터 본격적으로 시작했습니다. 물론 7월 전에도 공부를 하지 않은 것은 아니지만 앉아 있는 시간을 늘리는 것에 중점을 두었습니다. 수업이 끝나고는 실기 연습을 하며 감을 익히려고 하였고 장비와 친해지려고 노력했습니다.

❶ 실기

개인적으로는 필기보다 실기가 더 어렵게 느껴졌고 걱정 또한 많았습니다. 필기는 시간 내에 풀고 다시 고칠 수 있지만, 실기는 내가 하는 행동 하나하나 점수가 된다고 생각하니 더 부담스럽게 다가왔던 것 같습니다. 실기를 준비할 때 공통적인 tip을 알려드리면

첫 번째, 프로토콜은 첫 수업 전에 꼭 외우고 들어가자!

실기 연습을 할 때 연습하면서 외워도 되지만 장비를 동기들끼리 나눠 써야 해서 실질적으로 내가 장비를 만지는 시간은 얼마 안 됩니다. 남들이 프로토콜 보며 연습할 동안 외워서 1번이라도 더 많이 연습하는 것이 좋습니다.

두 번째, 교수님께서 하시는 그대로 손 모양까지 따라하자!

교수님께서 알려주시는 방법은 다년간의 정보를 모아 최대한 만점 받을 수 있도록 한 것입니다. 교수님이 두 손가락으로 잡으라고 하면 두 손가락으로 잡는 등 교수

님의 그림자라고 생각하고 연습하는 것이 점수 받는 것에 유리합니다.

세 번째, 영상을 찍어 보자!

처음에는 내 영상을 보기가 쉽지 않지만, 확실히 내가 어떤 부분이 부족한지 객관적으로 볼 수 있는 가장 좋은 자료라고 생각합니다.

네 번째, 시험 한 달 전에는 장갑을 끼고 연습하자!

장갑을 끼면 손의 감각도 둔해지고 변수도 생기니 꼭 시험 전에 충분히 연습해야 합니다. 시험을 보기 전에 안정액, 청심환, 베타 차단제 등을 처방받아서 먹는 사람이 많습니다. 저는 꼭 시험과 비슷한 상황에서 한번 먹어보기를 추천합니다. 저도 역시 약국에서 안정액을 사서 학교 실기 모의시험 날에 먹어봤습니다. 처음에는 괜찮은 듯 보였으나 다음 순서가 나라는 과도한 긴장감 때문인지 어지럽고 숨쉬기가 불편해서 시험 당일에는 약을 먹지 않았습니다.

실기시험은 성남 을지대학교에서 오후 3시에 봤습니다. 그 전날 예민해져서인지 2시간에 한 번씩 깼고 당일 아침까지도 학교에서 연습하고 친구 아버지 차를 타고 실기 시험장에 갔습니다. 시험장 앞에서 교수님들과 동기, 후배들의 응원을 받으며 시험장에 들어갔습니다.

시험장에서 실기시험을 마치고 나왔을 때 딱 드는 생각은 '아… 떨어졌다'였습니다. 1교시 EKG, 2교시 견인 부목을 했는데 견인 부목에서 시간 초과가 나왔고 거기서 멘탈이 나가 1교시에 어떤 심전도를 읽었는지 내가 읽은 심전도가 맞는지 기억이 전혀 나지 않으면서 재수를 해야 하나 아니면 다른 길을 알아봐야 하나 정말 고민이 많았습니다. 실기시험이 끝나고 결과 나오기 전까지 열심히 필기 준비를 해야 했지만 떨어졌을 거라는 불안감에 다른 취업처를 알아보는 등 집중을 전혀 하지 못했습니다. 필기 결과 좋은 성적을 거두지는 못했지만 합격한 것만으로도 감사하며 필기를 준비했습니다.

❷ 필기

필기는 개인적으로 조금 수월하게 준비했습니다. 책을 보면서 예전에 들었던 강의들도 생각나고 수업을 들을 때 교수님께서 말씀하신 것 하나하나 적어놓는 스타일이라서 예전에 써놓은 일기 보는 듯한 느낌도 들었습니다, 필기는 한번 읽을 때 꼼꼼하게 읽는 것이 중요하다고 생각합니다.

* 기초의학

가장 양이 많고 외울 것도 많은 과목인데 제가 공부한 방식을 알려드리겠습니다.

1학기에는 2~3일에 한 part를 봤습니다. 예를 들어 호흡기학이면 호흡기학이 있는 기초의학, 생리학, 병리학, 내과 등 호흡기학에 관한 책들을 모두 봤습니다. 그리고 2학기에는 기초의학 책 위주로 보며 모의고사 때 내가 틀린 부분만 모든 책을 보며 다시 공부했습니다.

*관리학

관리학은 책 2권에서 40문제가 나오기 때문에 가장 점수를 올릴 수 있는 좋은 과목이라고 생각했습니다. 책 정독을 필수이며 책에서 중요하다고 생각되는 부분은 무조건 암기했습니다.

*총론

총론은 모의고사에 자주 나오는 부분 위주로 공부했습니다. 총론의 경우 이해 과목보다는 암기과목이라고 생각합니다.

*법규

법규는 하루에 보는 것보다 틈틈이 보는 것이 중요하다고 생각합니다. 하루에 10분에서 30분 정도 매일매일 보니 문제 풀 때 기억이 나서 수월하게 문제를 풀 수 있었습니다.

*ACLS

빈맥, 서맥 알고리즘, 뇌졸중 등 문제에 비중을 많이 차지하는 부분 위주로 공부했습니다. 특히 심전도 문제가 많이 나와서 심전도를 보고 이 심전도의 이름과 처치 순서가 무엇인지 암기했습니다. 또한 많이 나오는 약물 위주로 따로 정리한 것이 많은 도움 되었습니다.

* ATLS

3학년 1학기 때 교수님께서 범위를 정하고 쪽지시험을 매주 봐서 따로 국가고시 준비를 위해 공부를 했다고 하기보다는 모의고사 때 틀린 것 위주로 공부했습니다.

* 내과

기초의학 때 기본적인 병태생리는 다 봤다고 생각해서 증상. 응급처치, 치료법 위주로 공부했습니다.

* 특수

노인, 아동 부분 위주로 공부했습니다. 특수를 시간 내서 따로 공부하는 것보다 다른 과목을 통해 특수도 같이 공부하는 것을 추천합니다.

필기시험 전날 친구랑 방을 잡고 근처에서 잤습니다. 시험 당일에는 모든 과목을 다 챙기지 않고 요점정리. 모의고사 본 것, 법규 책만 챙겨서 시험장에 갔습니다, 패드로 시험을 보는 데 장점은 안 푼 문제를 마지막에 모아서 볼 수 있고, 남은 시간도 떠서 시간 관리하기 편했습니다. 단점은 터치펜으로 터치가 안 돼서 계산문제를 풀기 어려웠습니다. 종이와 펜을 따로 제공하거나 계산기 기능을 넣어주면 좋을 것 같다고 생각했습니다.

* 국가고시 전체 후기

국가시험을 준비하면서 개인적으로 많이 발전할 수 있었고 다양한 지식을 습득할 수 있었습니다. 그 결과 합격이라는 좋은 결과를 얻을 수 있게 되었습니다. 사회에 나가 1급 응급구조사로서 부끄럽지 않도록 항상 노력하겠습니다. 국가고시를 위해 노력해주시고 응원해주신 교수님들께 감사드립니다.

〈문지현 응급구조사〉

먼저 1급 응급구조사 시험은 필기와 실기로 나뉩니다. 시험의 순서는 10월에 진행되는 실기시험, 그 후 11월에 진행되는 필기시험이 존재합니다. 제가 시험을 준비한 방법에 대해 실기 먼저 말씀드리겠습니다.

제가 재학한 서정대학교는 1학기부터 실기 준비에 들어가나 본격적인 실기 연습은 2학기부터 준비됩니다. 총 9과목을 준비하여 그중 2과목을 시험 보는데, 실기에 대하여 배우는 수업 시간 외 다른 시간을 많이 활용하였습니다. 모두가 연습할 때는 연습할 수 있는 장비가 부족하니 쉬는 시간이나 모두가 귀가한 뒤인 10시 이후에 친구들과 남아서 연습하였습니다. 모르는 부분이 있으면 교수님들께 여쭤보았으며 한두 명의 친구들과 연습하는 것보다 여러 친구와 함께 연습하는 것이 서로의 잘못된

점을 지적해 연습에 훨씬 도움이 되었습니다. 그리고 실패하는 것도 연습하는 것이 중요하다는 교수님의 말씀대로 연습 중 실패해도 처음부터 다시 시작하지 않고 계속해 연습하는 것도 도움이 되었습니다. 또한, 교수님과 동기들 앞에서 술기를 해보는 시간과 모의 실기 시간을 가져 국가고시 준비에 도움이 되었습니다.

다음으로 필기 공부는 총 1교시와 2교시로 나뉘어 있습니다. 저는 1학기 때 많이 부족했던 기초의학 공부와 관리학을 주로 공부했습니다. 기초의학은 EMT 기초의학이란 책을 공부하기 전에 1학년 때 배운 생리학과 병리학을 먼저 정독했습니다. 정리된 EMT 기초의학 책도 좋지만, 그전에 기본인 생리학과 병리학 공부를 하는 것이 더 중요하다고 생각하였습니다. 저는 정리를 좋아하지 않는 편이라 책을 읽는 동시에 쓰면서 공부했습니다. 이를 2번 정도 시행한 후 머릿속에 어느 정도 들어온 상태로 기초의학 책을 보며 같은 방법으로 공부하다 궁금한 부분이 있으면 다시 찾아보는 식으로 공부하였고, 교수님들께서 주신 문항도 여러 번 풀어보며 그 문제와 관련된 지식을 가지치기 형식으로 찾아서 공부하였습니다. 다른 과목들도 가지치기 방식으로 공부하여 많은 도움이 되었습니다. 저는 주로 전공 책을 많이 읽었으며 법령은 문제집을 풀어보고 문제풀이식으로 공부하였고, 2과목은 서로 연결된 부분이 많이 존재하므로 전문외상, 내과, 특수, ACLS 공부할 때는 주로 4권을 같이 갖고 다녀 읽으면서 손으로 쓰고 그러다 궁금하면 다시 다른 책을 찾아보는 식으로 공부했습니다. 제가 가장 추천하는 방법은 위에서 말씀드린 가지치기 방법입니다.

이렇듯 저의 공부 방법은 이와 같지만 각각 개개인의 성향에 맞춰 공부를 하다 보면 분명히 합격하게 될 것입니다. 모두의 합격을 기원합니다.

응급구조사의 하루

회사원의 24시간

응급구조사의 일과는 새벽 출근, 오후 출근, 야근으로 나뉜다. 나의 경우 이 패턴이 일주일 단위로 반복된다. 7시부터 15시까지 근무가 예정되어 있는 날이면 나의 하루는 5시 30분부터 시작된다. 잠귀가 밝은 탓에 작은 소리에도 곧잘 깨곤 하지만 지각을 했던 경험이 있어서 그런지 아직까지도 알람을 열 개씩 맞춰놓곤 한다. 문제는 오랜 세월 교대근무를 해오면서 생체리듬이 많이 무너졌다는 것이다. 야근하고 사흘간의 휴식 이후에는 7시까지 출근하게 되는데 3시부터 일어나 뜬 눈으로 아침을 맞을 때가 잦다. 더 자고 싶어도 잠이 오지 않는다. 반면 오전근무를 하는 일주일은 21시만 되면 눈꺼풀이 무거워서 일찍 잠에 들게 된다.

이틀간 쉬고 나면 다시 15시에 출근해서 23시에 퇴근한다. 회사에 주차할 곳이 없는 시간대이기 때문에 셔틀을 타고 출근하지만 오전 내내 자유시간을 즐길 수 있는 시기이기도 하다. 아이들도 학교에 가 있는 시간이라 집은 조용하다 못해 고요하다. 만약 회식이 있거나 늦게 잠드는 날이라도 오후에 출근하기 때문에 굉장히 여유롭다. 평일에 쉬는 날이 더 많으므로 놀이공원이나 캠핑장처럼 사람들이 붐비는 곳에 가더라도 웨이팅 없이 즐길 수 있는 장점이 있다.

야간근무는 한숨도 잠을 잘 수 없는 구조이고 주로 사무작업이 많다. 오전 근무보다 업무량이 더 많을 때도 있다. 하지만 일하는 근로자 수가 줄어들기 때문에 환자 수도 적고 회사 자체가 조용하다. 남들이 출근하는 시간에 햇살을 맞으며 퇴근해야 해서 굉장히 피곤할 수 있고 낮에 잠을 자야 하므로 자신만의 생활 리듬에 맞춰서 루틴을 갖는 것이 굉장히 중요하다. 20~30대 때만 해도 7시에 퇴근해서 8시쯤 잠들고 13시쯤 다시 일어나도 쌩쌩했지만 40대가 돼버린 지금은 수명이 줄어드는 게 실시간으로 체감된다.

보통 공식적인 출근 시간보다 15분가량 일찍 출근해서 업무보고 하는 시간을 갖는다. 전날 있었던 사건 사고부터 업무에 관한 이슈 및 주의사항 등을 인수인계한다. 이후에는 티타임을 가지면서 그날 해야 할 업무들에 관한 선임의 설명 및 지시가 떨어진다. 본격적인 업무가 시작되면 구급차에 가서 구급 장비와 소모품에 대한 작동 여부, 수량, 유통기한 등을 확인하며 청소 및 소독도 진행한다. 구급차를 운전하는 사람은 구급차 주행 점검일지를 작성하며 매일 운행 거리 및 차량의 기분에 대한 점검표를 확인한다. 수행하는 모든 업무를 전산망에 기록하고 결재를 받아야 한다.

사무실에서는 회사 메일을 확인하며 요청사항이나 부서에서 진행

중인 다른 업무들에 대해서도 파악한다. 오랜 시간 여러 업무를 수행하다 보니, 구급 외에 다른 역할을 대신할 수 있을 정도로 알게 된다. 구급 출동이 없는 날이면 매일 정해진 일정에 따라 자체 훈련을 하고, 학습하며 교육자료를 만들기도 한다. 개별로 맡은 업무도 있으므로 해야할 일들을 처리하다 보면 시간은 금세 간다. 사건사고는 그 형태가 다양하므로 조금이라도 환자가 발생할 수 있는 모든 현장의 최단거리 내에서 대기한다.

병원에서의 하루

가장 먼저 인수인계 시간을 갖는다. 환자가 들어오면 중증도에 맞게 구역을 선정한 뒤 베드(bed)를 안내하고 환자의 주 증상과 병력 등 기전을 파악한다. EM 초진을 통해서 오더가 나면 오더 업무(Lab, EKG, IV, IM, Dressing 영상검사 등)를 수행하고, 검사 결과가 나오면 어드미션이나 외래f/u 등 결과를 설명해준다. 그에 따른 입원 절차나 귀가 절차까지 안내해준다.

보통 acting을 하는 간호사가 없는 지방 병원에서는 응급구조사가 간호사의 업무까지도 수행한다. 업무 분담이 확실한 대학병원에서는 응급구조사는 처치실 업무 또는 인턴잡만 시행했었는데, 요즘 들어 인턴잡(EKG, ABGA 등)의 문제 이슈가 많아 침습적 행위는 거의 못하거나 트리아제 근무 등을 많이 시행하고 있다.

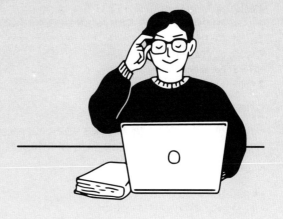

응급구조사는 이렇게 일한다

지 은 이 이태양

펴 낸 날 1판 1쇄 2022년 12월 1일
1판 3쇄 2024년 1월 3일

대표이사 양경철
편집주간 박재영
편   집 배혜주
디 자 인 박찬희

발 행 처 ㈜청년의사
발 행 인 양경철
출판신고 제313-2003-305(1999년 9월 13일)
주   소 (04074) 서울시 마포구 독막로 76-1(상수동, 한주빌딩 4층)
전   화 02-3141-9326
팩   스 02-703-3916
전자우편 books@docdocdoc.co.kr
홈페이지 www.docbooks.co.kr

ISBN 979-11-979108-4-5(13510)

• 책값은 뒤표지에 있습니다.
• 잘못 만들어진 책은 서점에서 바꿔드립니다.